Axel Gutjahr

Die Heilkraft der

Klosterkräuter

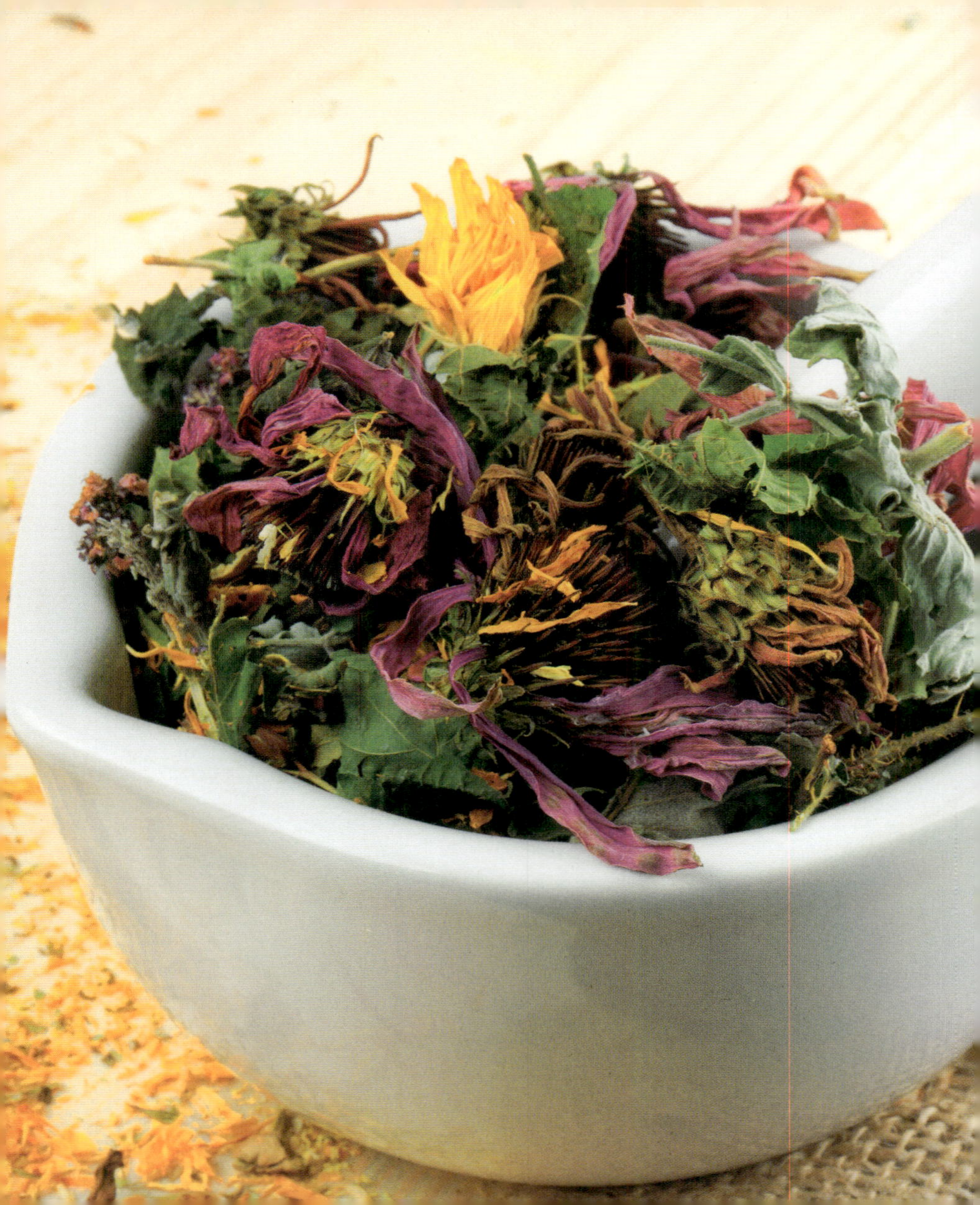

Axel Gutjahr

Die Heilkraft der
Klosterkräuter

- Schmerzstillend
- Entzündungshemmend
- Entspannungsfördernd

HERBiG | *Hausapotheke*

Die Ratschläge in diesem Buch sind von Autor und Verlag sorgfältig geprüft, dennoch kann keine Garantie übernommen werden. Jegliche Haftung der Autorin bzw. des Verlages und seiner Beauftragten für Gesundheitsschäden sowie Personen-, Sach- und Vermögensschäden ist ausgeschlossen.

FSC
www.fsc.org
MIX
Papier aus verantwortungsvollen Quellen
FSC® C084279

Besuchen Sie uns im Internet unter:
www.herbig-verlag.de

Umschlaggestaltung: Wolfgang Heinzel
Coverfoto: shutterstock
Lektorat und Bildredaktion: Désirée Schoen
Satz: Buch-Werkstatt GmbH, Bad Aibling
Gesetzt aus der 9,5/13,5 Utopia
Druck und Binden: Finidr s.r.o.
Printed in EU
ISBN: 978-3-7766-2710-7

Inhalt

Vorwort

Seit uralten Zeiten hat es sich der Mensch zur Aufgabe gemacht, mithilfe von Kräutern Wunden zu versorgen und Krankheiten zu kurieren. Im Rahmen dieser frühen medizinisch-pharmazeutischen Entwicklung mussten unsere Vorfahren allerdings erst lernen, mit welchen Pflanzenarten welche Krankheiten geheilt werden konnten. Zu diesem Zweck beobachteten sie nicht nur, welche Kräuter erkrankte Tiere zur Linderung fraßen, sondern führten auch an sich selbst zahlreiche Experimente mit Pflanzen durch. Dabei bewährten sich manche Arten überhaupt nicht, während andere, wie etwa die Ringelblume, die Echte Kamille, die Melisse, der Beinwell und der Rote Sonnenhut, hervorragende Heilwirkungen zeigten.

Speziell bei der Ringelblume und der Echten Kamille handelt es sich geradezu um »Universalpflanzen«, mit denen sich eine Vielzahl von Erkrankungen ausgezeichnet heilen bzw. lindern lassen.

Die positiven Wirkungen der Melisse kannten schon die alten Römer, Griechen und Araber, die diese Pflanze nicht nur sehr schätzten, sondern auch schon des Öfteren kultivierten.

Der Beinwell genoss vor allem im Mittelalter den Status einer »Wunderpflanze«. Man versuchte damals sogar, mit dem Beinwell Pest und Aussatz zu kurieren, ohne jedoch einen echten Erfolg zu erzielen. Doch damit soll die Heilkraft dieser Staude nicht geschmälert werden. Insbesondere die Neuzüchtungen des Beinwells, in denen – im Unterschied zur Ausgangsform – keine gesundheitsschädlichen Bestandteile mehr enthalten sind, erfreuen sich in der Naturmedizin einer großen Beliebtheit.

Der Rote Sonnenhut gehört in Europa in die Kategorie der jüngeren Heilpflanzen. Doch inzwischen konnte sich die Pflanze auch hierzulande dauerhaft in zahlreichen Kloster- und Bauerngärten etablieren. Ihre Inhaltsstoffe, die in vielfältiger Weise genutzt werden, haben dazu beigetragen, dass der Rote Sonnenhut auch aus der modernen Pharmazie nicht mehr wegzudenken ist.

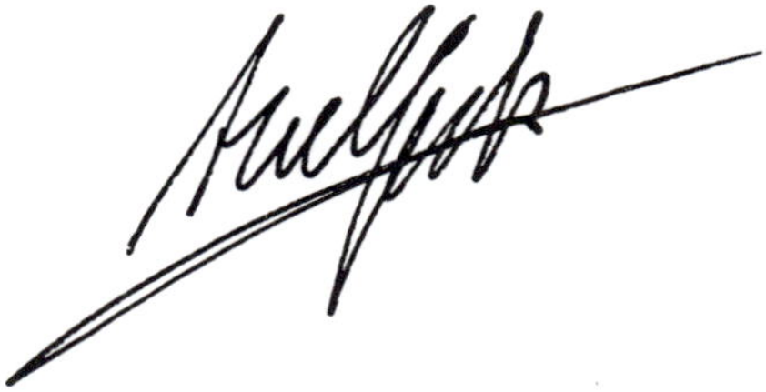

Klosterkräuter – Historisches und Wissenswertes

Die ursprüngliche Funktion der frühmittelalterlichen Klostergärten bestand vor allem in der Eigenversorgung der Mönche und Nonnen mit Gemüse, Obst, Blumen und Kräutern. Interessant ist in diesem Zusammenhang die Tatsache, dass man für einige Pflanzen statt der damaligen volkstümlichen Bezeichnungen neue, christianisierte Namen kreierte, um sie auf diese Weise für die Klostergärten »tauglich« zu machen. Beispielsweise erhielt der Baldrian, dessen Bezeichnung sich von dem germanischen Gott Balder ableitete, den Namen Georgenkraut – nach Georg, dem biblischen Drachentöter. Ebenso favorisierte man in den Klöstern statt des »gewöhnlichen« Begriffs »Hartheu« die Bezeichnungen Johanniskraut oder Jageteufel. Mit vielen Kräuternamen wollte man auch der Jungfrau Maria huldigen, wie etwa mit dem Frauenschuh oder der Frauenminze.

Im Laufe der Zeit widmeten sich einige Orden, wie etwa die Antoniter und die Benediktiner, verstärkt der Krankenpflege und den damit verbundenen medizinischen sowie pharmazeutischen Fragestellungen. Es entstanden Klosterapotheken und -hospize, die einen stetig steigenden Bedarf an Heilkräutern und sonstigen Medikamenten hatten. Um diesen Bedarf zu decken, bauten die Mönche und Nonnen nicht nur immer größere Mengen an Heilpflanzen an, sondern sie verbreiterten auch das Sortiment, indem sie neue Arten aufnahmen.

Die Klöster fungierten jedoch nicht nur als bloße Anbauzentren für Heilpflanzen, sie waren zugleich auch Forschungsstätten, in denen neues Wissen

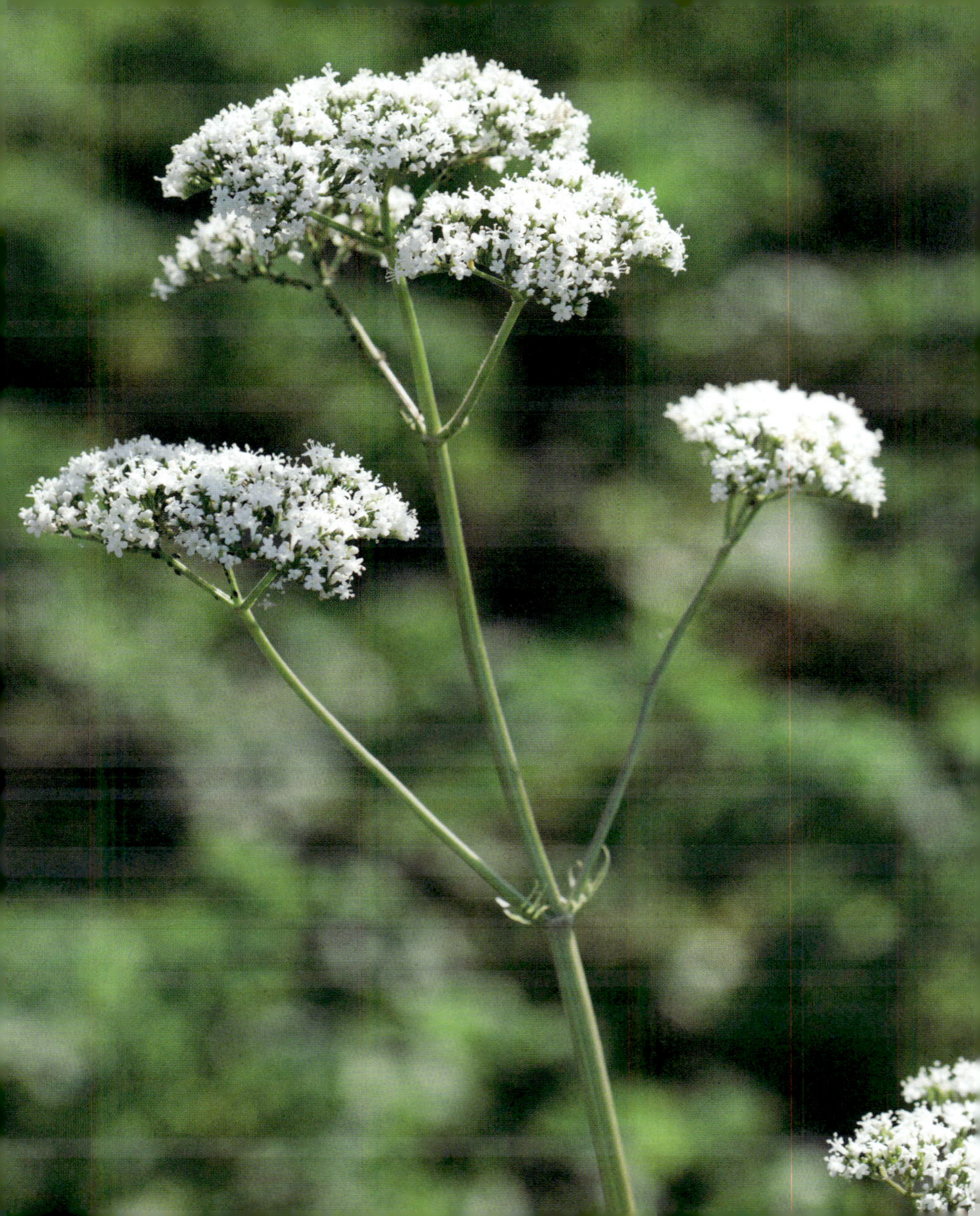

über die Pflanzen sowie ihre Verwendung gewonnen wurde. Dieses wurde dann oft in sehr detaillierten Aufsätzen festgehalten und so auch an die Nachwelt weitergegeben. Die bis heute zahlreich erhaltenen alten Schriften liefern uns somit einen sehr umfassenden Einblick in die Entwicklung der Klostermedizin und die in den jeweiligen Epochen bevorzugt verwendeten Heilpflanzen. In unserer heutigen, teilweise sehr schnelllebigen Zeit sind manche dieser Schriften von unschätzbarem Wert, weil sie bereits verloren geglaubtes Wissen über Kräuter enthalten, das sich noch immer zur Heilung und/oder Linderung von Krankheiten nutzen lässt.

Ringelblume

Volkstümliche Synonyme für die Ringelblume

Bei der Gemeinen Ringelblume handelt es sich um eine Pflanze, die der Mensch bereits seit Jahrhunderten nutzt. Dieser Sachverhalt trug dazu bei, dass im Laufe der Zeit im deutschsprachigen Raum zahlreiche Synonyme für diese Pflanze entstanden. So wird sie regional als Abendrotblume, Blesch, Brügams, Butter-, Dann-, Donn-, Donner-, Dotterblume, Gelbsuchtrose, Gelken, Gilken, Gartenringel-, Gold-, Goldene Blume, Goldrose, Goltje, Hünneblome, Jungerblume, Ringelrose, Regenblume, Ringeli, Ringelken, Ringeln, Rinderblume, Sonnenbraut, Sonnenwendblume, Sonnenwende, Stinkblume, Studentenblume (nicht zu verwechseln mit den Tagetes-Vertretern), Warzenkraut, Weckbröseln, Weinblume und Wucherblume bezeichnet.

2 Auch der Baldrian wurde im Mittelalter christianisiert – und zum Georgenkraut.

Die Ringelblume in der Heilkunde

Bemerkenswerterweise deuten nur wenige der Volksnamen auf den großen medizinischen Stellenwert hin, den die Ringelblume seit rund 2000 Jahren besitzt. So ist beispielsweise überliefert, dass der im 1. Jahrhundert nach Christus lebende griechische Arzt Dioscurides eine Droge namens »Klymenon« verwendete, bei der es sich sehr wahrscheinlich um ein aus Ringelblumen gewonnenes Extrakt handelte. Wenn man bedenkt, dass Dioscurides nicht nur als Militärarzt im Dienst der römischen Kaiser Claudius und Nero stand, sondern auch als einer der berühmtesten Pharmakologen des Altertums galt, erscheint diese Hypothese sehr naheliegend.

Anfang des 12. Jahrhunderts gelangte die Ringelblume, deren ursprüngliches Verbreitungsgebiet sich nach gegenwärtigem Wissensstand vom Vorderen Orient bis in den Mittelmeerraum erstreckte, nach Mitteleuropa, wo sie sehr schnell zu einem festen Bestandteil von Kloster-, Kräuter- und Bauerngärten wurde. Die neue Pflanze weckte auch das Interesse verschiedener mittelalterlicher Gelehrter. Diese begnügten sich nicht mit der bloßen Beschreibung der Ringelblume, sondern waren gleichzeitig bestrebt, deren heilende Wirkungen zu erforschen. Beispielsweise findet man in den Aufzeichnungen der Äbtissin Hildegard von Bingen (1089–1179) Hinweise auf die heilende Wirkung der Ringelblume. Sie empfahl diese Pflanze sowohl als Mittel gegen Vergiftungen bei Menschen, Schafen und Rindern als auch zur äußerlichen Anwendung gegen Grind (gemeint war damit Hautausschlag).

Auch die im 16. Jahrhundert lebenden Ärzte Hieronymus Bock und Jacob Theodor haben sich intensiv mit der Heilwirkung der Ringelblume befasst. Von Bock ist ein Rezept für eine Ringelblumensalbe überliefert, die – neben den pulverisierten Stängeln dieser Pflanze – Fenchelsaft, Wein, Öl und Wachs enthielt. Diese Bestandteile hatte Bock vermischt und durch Erhitzen eine geschmeidige Masse hergestellt, die er zur äußerlichen Behandlung von Milz- und Magenerkrankungen verwendete. Theodor bevorzugte aus Ringelblumen gewonnenen Presssaft, den er sowohl gegen Ohren- als auch gegen Zahnschmerzen verordnete.

In Pierers Universal-Konversationslexikon von 1876 ist zu lesen: »... früher waren Kraut, Blüte und Samen (der Ringelblume) nur zur Auflösung zähen Schleims und chronischer Übel geschätzt. Neuerdings wird das aus der ganzen Pflanze bereitete Extrakt sowohl innerlich als auch äußerlich gegen Krebs eingesetzt. Die Blüten dienen zur Färbung der Butter. Aus den Blüten gewinnt man außerdem den Liquor florum Calendulae. Dieser stellt ein vorzügliches blutstillendes Mittel dar, wenn man ihn auf offene Wunden gießt, welche anschließend mit Leinen abgedeckt werden.«

Außer als Mittel gegen Krebserkrankungen (mit dem sich keine nachhaltigen Erfolge erzielen ließen) verwendete man Ringelblumen bis weit in das 19. Jahrhundert hinein oft gegen Warzen, weshalb die Ringelblume auch die bereits erwähnte Bezeichnung »Warzenkraut« erhielt.

Von ihrer großen Popularität als vielseitig genutzte Heilpflanze hat die Ringelblume bis zur Gegenwart nichts eingebüßt. Im Gegenteil, im Rahmen fundierter Untersuchungen gelang es, die wertvollen Inhaltsstoffe dieser Pflanze zu analysieren, sodass man diese sowohl in der Medizin als auch in der Volksheilkunde noch wirksamer zum Kurieren bzw. Lindern von Erkrankungen einsetzen kann.

Die Ringelblume im Garten

Wenn man einige Samen der Ringelblume zur Vollreife kommen lässt, säen sich diese im Herbst von selbst aus. Für Neusaaten hat sich die Zeit zwischen Ende März und Anfang April als besonders günstig erwiesen, wobei man einen Reihenabstand von mindestens 20–25 cm und eine Saatrillentiefe von 5–6 cm einhalten sollte. Nach dem Aussäen bedeckt man die Samen mit feiner Erde und gießt diese anschließend kräftig an. Danach dauert es etwa ein bis zwei Wochen, bis sich die jungen Pflanzen aus dem Erdreich schieben. Bei milden Temperaturen entwickeln sie sich sehr zügig und blühen oft schon ab Mitte Mai.
Darüber hinaus besteht die Möglichkeit, Ringelblumen in einem Frühbeet vorzuziehen. Die Aussaat erfolgt in diesem Fall bereits Ende Februar. Sobald die Sämlinge die ersten Blätter entwickelt haben, sollte man sie ausdünnen. Dabei geht man ähnlich wie beim Verziehen von Möhren zu Werke und entfernt um die besonders kräftigen Pflanzen herum alle übrigen Exemplare. Nach weiteren zwei Wochen werden die jungen Ringelblumen pikiert und in kleine Blumentöpfe umgepflanzt.

Echte Kamille

Volkstümliche Synonyme für die Echte Kamille

Ähnlich wie für die Ringelblume existieren auch für die Echte Kamille mehrere mundartliche Bezeichnungen. Die gebräuchlichsten sind: Apfelblümlein, Apfelkraut, Badekraut, Feldkamille, Ganille, Garnille, Gramillen, Hämmerknebbelche, Haugenblume, Heermännle, Helmergen, Helmriegen, Hermel, Hermelin, Herminzel, Kamelle, Kammerblume, Kamölln, Karmille, Kühmelle, Kummerblume, Laugenblume, Laugenkraut, Mägdeblume, Magdalenenkraut, Mariamagdalenakraut, Moggelblume, Moderkrud, Muskatblume, Mutterkraut, Remi, Romerei und Teeblume. Dabei deuten insbesondere die Bezeichnungen Mägdeblume, Moderkrud und Mutterkraut darauf hin, dass man diese Pflanze früher häufig sowohl zur Heilung von allgemeinen Frauenkrankheiten als auch bei Erkrankungen nutzte, die im Wochenbett auftraten. Allerdings sorgt der Begriff Mutterkraut noch immer für gelegentliche Irritationen, weil er auch eine volkstümliche Bezeichnung für mehrere andere Heilpflanzen ist, wie etwa für die Falsche Kamille, *Tanacetum parthenium,* und die Melisse, *Melissa officinalis.*

Die Echte Kamille in der Heilkunde

Die Echte Kamille gehörte schon im Altertum zu den bekanntesten Heilpflanzen und genoss eine hohe Wertschätzung. So verehrten zum Beispiel die alten Ägypter diese Pflanze als »Blume des Sonnengottes«. Einen ähnlich hohen Stellenwert besaß diese Heilpflanze auch bei den alten Germanen, die sie ihrem Gott Baldur geweiht hatten.

In seinem fünfbändigen Werk »De materia medica« (Über Heilmittel) beschreibt Dioscurides die Kamille nicht nur sehr ausführlich, sondern gibt auch zahlreiche Hinweise zu ihrer Anwendung. Im späteren Mittelalter empfahl man, die Echte Kamille vorzugsweise am Johannistag (24. Juni) zu ernten, weil sie dann besonders viel Heilkraft enthalten sollte. Auch wenn

diese Empfehlung zum damaligen Zeitpunkt hauptsächlich vom Aberglauben getragen wurde, besitzt sie dennoch einen großen Wahrheitsgehalt: Aufgrund des Vegetationszyklus der Pflanze enthält die Echte Kamille nämlich zwischen Mitte und Ende Juni eine besonders hohe Konzentration an heilsamen Wirkstoffen.
Hieronymus Bock und Jacob Theodor erwähnen in ihren Schriften die Kamille als ein sehr wirksames Wund- und Magenmittel. Im Jahre 1539 schrieb Philippus Theophrastus Aureolus Bombast von Hohenheim (1493–1541), besser bekannt als Paracelsus, dass die Kamille das wichtigste Heilmittel des Arztes sei und bei fast allen Beschwerden helfe. Diese Aussage wurde in den folgenden Jahrhunderten auch durch die Volksmedizin untermauert, die diese Pflanze zudem oft als Mittel zur Beruhigung, zur Fiebersenkung sowie zur allgemeinen Stärkung einsetzte. Interessant ist in diesem Zusammenhang auch, dass in vielen ländlichen Gebieten die Hausapotheke bis weit ins 20. Jahrhundert hinein lediglich aus einem Gefäß oder einem Säckchen mit getrockneten Kamillenblüten bestand. Das Kamillensäckchen wurde – oftmals mit guter heilender Wirkung – auf jede erkrankte bzw. schmerzende Körperstelle aufgelegt.

Die Echte Kamille im Garten

Früher wurde die Echte Kamille kaum im Garten angebaut, weil es fast überall ausreichend große Bestände in der Natur gab, die ein problemloses Sammeln der Blüten ermöglichten. Inzwischen ist diese Pflanze recht selten geworden, weshalb es sich umso mehr lohnt, sie ganz gezielt zu kultivieren.
Am wohlsten fühlt sich die Echte Kamille an einem vollsonnigen Standort,

der über sandiges, relativ trockenes, schwach saures Bodensubstrat verfügt. Das Bodensubstrat sollte zwischen Ende August und Anfang September in Form eines feinkrümeligen Saatbettes vorbereitet werden. Anschließend werden die Kamillensamen breitwürfig (ähnlich wie beim Säen von Gras) darauf verteilt und nur locker mit der flachen Hand oder einer Schaufel angeklopft.

Auf keinen Fall die Samen danach mit einer dünnen Erdschicht bedecken, weil die Kamille zu den sogenannten Lichtkeimern gehört, deren Samen für eine erfolgreiche Entwicklung ungeschützt auf der Erdoberfläche liegen müssen.

Neben der breitwürfigen Aussaat kann man die Echte Kamille auch in Reihen kultivieren, deren Abstände etwa 20–25 cm betragen sollten. Gutes Angießen nach dem Aussäen und Anklopfen der Kamillensamen beschleunigt den Keimungsprozess.

Tipp

Im Unterschied zu vielen anderen Pflanzenarten hat sich die Echte Kamille als selbstverträglich erwiesen, sodass sie mehrmals hintereinander auf einem Standort kultiviert werden kann.

Melisse

Volkstümliche Synonyme für die Melisse

Auch für die altbewährte Melisse sind im Laufe der Jahrhunderte zahlreiche Regional- und Populärnamen entstanden, wie etwa Bienenfang, Bienenkraut, Bienensaug, Darmgichtkraut, Englische Brennnessel, Gartenmelisse, Hasenohr, Herzbrot, Herzkraut, Herztrost, Honigblume, Immenblatt, Immenkraut, Ivenblatt, Limonikraut, Mutterkraut, Mutterwurz, Nervenkraut, Pfaffenkraut, Riechnessel, Salatkraut, Spanischer Salbei, Wanzenkraut, Zahnwehkraut, Zitronenkraut, Zitronella und Zitronenmelisse. Diese große Anzahl von Bezeichnungen deutet nicht nur darauf hin, dass die Melisse zur Heilung zahlreicher Krankheiten verwendet wurde und noch immer wird, sondern dass sie gleichzeitig auch als beliebte Bienenweide fungiert(e).

Die Melisse in der Heilkunde

Die Melisse gehört zu jenen Heilkräutern, die – wenn auch unter anderem Namen – bereits von den alten Griechen und Römern verwendet wurde. So beschrieben bereits Dioscurides und Plinius Secundus ihre Heilwirkung, wobei von Letzterem noch Rezepturen überliefert sind, in denen er mit Honig vermischten Melissensaft gegen den Grauen Star empfahl. Außerdem wendete Plinius Secundus diese Pflanze gegen Hysterie an.
Benediktinermönche brachten die Melisse aus den Mittelmeerländern nach Mitteleuropa, wo sie schnelle Verbreitung fand. Dazu trug unter anderem

3 Bevor die Melisse zu uns kam, nutzten bereits die Griechen und Römer ihre Heilkraft.

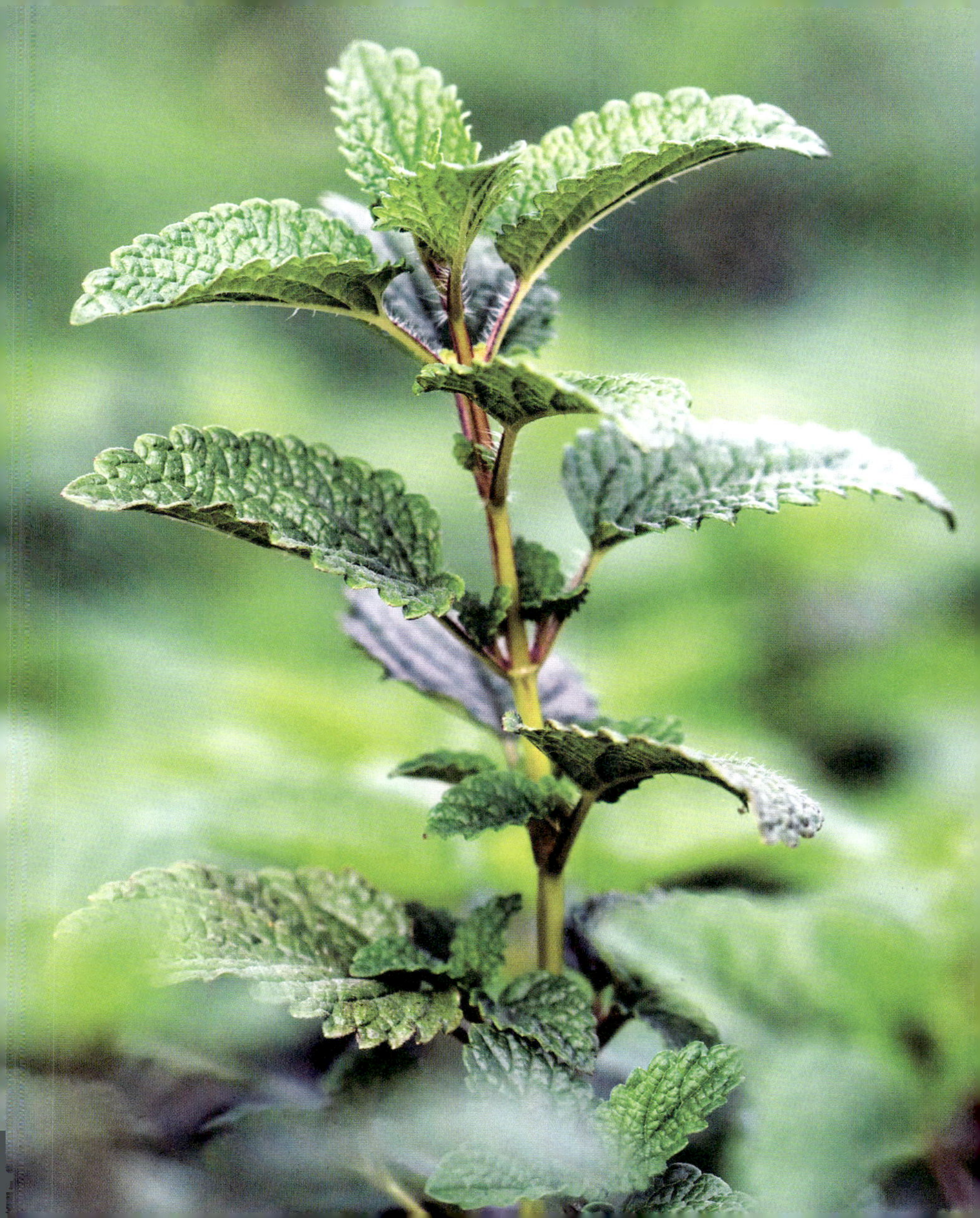

auch die frühmittelalterliche Verordnung »Capitulare de Villis« Karls des Großen (748–814) bei. In diesem Dekret befahl er jedem Kloster innerhalb seines Herrschaftsbereiches den Anbau der Melisse.

Auch Hildegard von Bingen erwähnt die Melisse unter dem Namen »Binsuga« in ihren Schriften und empfiehlt sie zur Stärkung des Herzens sowie bei Schlafstörungen.

Eine ganz besonders hohe Wertschätzung brachte Paracelsus dieser Pflanze entgegen. Er nannte sie nicht nur das Gold der Medizin, sondern kam sogar zu dem Schluss: »Melisse ist von allen Dingen, die die Erde hervorbringt, das beste Kräutlein für das Herz.«

Aus historischen Dokumenten der Stadt Frankfurt am Main geht hervor, dass bereits im Jahre 1582 Melissenöl eine gern verwendete Kräuterarznei war. 29 Jahre später schlug die Geburtsstunde des noch heute sehr beliebten Melissengeistes. Kreiert von Angehörigen des Karmeliterordens, kam der Melissengeist erstmals in Paris zur Anwendung. 1775 stellte die Nonne Maria Clementine den ersten Klosterfrau-Melissengeist her, bei dem es sich um eine Mischung aus Alkohol und verschiedenen ätherischen Ölen, darunter auch das der Melisse, handelt.

Bis heute hat die Melisse nichts von ihrer Popularität eingebüßt. Im Gegenteil, sie kommt nicht nur in der Schul- und der Hausmedizin in vielfältiger Weise zum Einsatz, sondern erfreut sich im frischen Zustand auch als Küchenkraut großer Beliebtheit. Letzteres resultiert vor allem aus dem zitronenähnlichen, aber trotzdem sehr milden Geschmack dieser Pflanze.

Die Melisse im Garten

Die Melisse gehört zu den »Sonnenkindern«, weshalb sich ihr Standort keinesfalls im Voll- und möglichst auch nicht im Halbschatten befinden sollte. Außerdem hat es sich bewährt, wenn dieser Standort weitgehend windgeschützt ist. Als Bodensubstrat eignet sich ein Gemisch, das zu etwa gleichen Teilen aus normaler Garten- und gut durchgerotteter Komposterde besteht und immer leicht feucht (jedoch nicht staunass) sein muss.
Die Aussaat der Zitronenmelisse kann ab Februar im Frühbeet oder ab Mitte April direkt im Freiland erfolgen. Dabei gilt es zu beachten, dass die Melisse – genau wie die Echte Kamille – ein Lichtkeimer ist und deshalb die Samen nicht mit Erdreich bedeckt werden dürfen. Darüber hinaus lässt sich die Melisse, wie alle Stauden, durch Teilung ihres Wurzelstocks vermehren, was vorzugsweise im zeitigen Frühjahr oder nach dem herbstlichen Abwelken des Laubes geschehen sollte. Außerdem ist es möglich, Melisse ab Juni aus Stecklingen zu vermehren.
Sobald die Melisse im Frühjahr ihre ersten Triebspitzen zeigt, hat sich eine kleine Mineraldüngergabe als günstig erwiesen, um so das weitere Wachstum zu fördern.
Beim Hacken oder sonstigen Lockern des Erdreichs sollte man sehr vorsichtig sein, weil die Melisse zu den Flachwurzlern gehört, sich also viele ihrer Wurzeln nur wenige Zentimeter unter der Erdoberfläche befinden. Im Spätherbst ist eine Abdeckung des Standortes der Melisse mit Stroh und Nadelreisig nicht unbedingt erforderlich, aber ratsam. Dadurch treibt die Pflanze nämlich im folgenden Frühjahr schneller aus, sodass ihre aromatischen Blätter schon einige Tage früher als sonst üblich zur Verfügung stehen.

Vermehrung der Melisse aus Stecklingen

Um Stecklinge zu gewinnen, schneiden Sie von der Melisse einige 10–15 cm lange Triebspitzen ab und entfernen mit Ausnahme der zwei bis drei obersten Blattpaare alle übrigen. Danach setzen Sie die Stecklinge in ein Anzuchtbeet, in dem sich eine sehr sandreiche Erdmischung befindet.

In der Folgezeit ist es enorm wichtig, diese Erdmischung immer schwach feucht zu halten. Außerdem sollten die Stecklinge von sogenannter »gespannter Luft« umgeben sein. Diese zeichnet sich durch ihren hohen Feuchtigkeitsgehalt aus. Am einfachsten lässt sich das realisieren, indem man eine transparente Plastikschale (wie sie z.B. Supermärkte oft als Verpackung für Obst und Gemüse nutzen) über die Stecklinge stülpt. Zumeist befinden sich in diesen Schalen bereits einige kleinere Luftlöcher. Wenn nicht, sticht man mit einem Nagel selbst fünf bis zehn kleinere Löcher hinein. Dadurch wird gewährleistet, dass die Stecklinge nicht unter der Abdeckung »ersticken«. Nachdem die Stecklinge Wurzeln ausgebildet haben, werden sie in den Garten ausgepflanzt.

Beinwell

Volkstümliche Synonyme für den Beinwell

Weil auch der Beinwell schon seit Langem medizinisch genutzt wird, verwundert es nicht, dass auch für ihn zahlreiche Populärnamen existieren. Die gebräuchlichsten sind: Arznei-Beinwell, Beinheil, Beinwurz, Bienenkraut, Bruchkraut, Echter Beinwell, Gemeiner Beinwell, Gewöhnlicher Beinwell, Hälwurz, Hasenlaub, Komfrey (gelegentlich auch Comfrey geschrieben), Milchwurz, Schadheilwurzel, Schmalwurzel, Schmerzwurz, Schwarzwurz, Speckwurz und Wundallheil.
Zwei weitere volkstümliche Namen lauten Wallwurz und Gemeine Wallwurz. Sie leiten sich jedoch nicht von Fund- bzw. Standorten der Pflanze ab, sondern verweisen direkt auf Anwendungsbereiche des Beinwells: Unter dem Begriff »Wallen« verstand man früher nämlich das Zusammenheilen von Knochenbrüchen und Wunden.

Der Beinwell in der Heilkunde

Seit wann genau der Mensch den Beinwell nutzt, wird sich wohl nicht mehr feststellen lassen. Wir wissen jedoch, dass diese Staude bereits Dioscurides als Heilpflanze bekannt war und nicht nur von ihm, sondern auch von anderen Ärzten der Antike als Arznei verwendet wurde. Auch Hildegard von Bingen schätzte den Beinwell sehr und pries einen Kuchen aus Mehl, Beinwellblättern und Honig als eines der wertvollsten Heilmittel in der Volksmedizin. Die allgemeine Wertschätzung für den Beinwell ist außerdem in zahlreichen historischen Büchern ausführlich dokumentiert. So wird er unter anderem im Lorscher Arzneibuch erwähnt, welches zu Zeiten Karls des Großen, also um das Jahr 800 entstand.

In der Renaissance beschäftigten sich unter anderem der pflanzenkundige Mediziner Leonhart Fuchs (1501–1566) sowie sein Zeitgenosse Paracelsus intensiv mit der Heilwirkung des Beinwells. In den Schriften von Leonhart Fuchs findet man beispielsweise den sinngemäßen Hinweis, »... dass diese Heilpflanze bei allerlei Wunden und Beinbrüchen nützlich sei, weshalb sie die Wundärzte entsprechend verehren sollten«.

Im 19. und 20. Jahrhundert nutzten auch Sebastian Kneipp sowie Johann Künzle gern die Heilkraft des Beinwells.

Die moderne Pharmazie stellt aus dem Beinwell verschiedene Drogen her, die aufgrund ihres hohen Allantoin-Gehalts vorwiegend für harntreibende und wundheilungsfördernde Medikamente genutzt werden. Allantoin beschleunigt die Zellbildung sowie -regeneration und wirkt außerdem beruhigend auf die Haut. Allerdings besitzt diese Substanz keine desinfizierenden Eigenschaften.

Der Beinwell im Garten

Im Garten kultiviert, erweist sich der Beinwell als eine vermehrungsfreudige, robuste Pflanze. Aufgrund seiner Konkurrenzstärke empfiehlt es sich, den Beinwell nicht neben schwachwüchsige Pflanzen zu platzieren, denn diese würde er binnen kurzer Zeit überwuchern. Daher sollte der Abstand des Beinwells zu Nachbarpflanzen möglichst 1–1,5 m betragen.

Bei zahlreichen Gartenfreunden sind die oberirdischen Teile des Beinwells als Mulchmaterial sehr beliebt. Außerdem lässt sich aus dieser Pflanze eine Jauche herstellen, die aufgrund ihres hohen Stickstoffgehaltes einen hervorragenden organischen Dünger darstellt.

Beinwelljauche herstellen und anwenden

Neben dem bereits erwähnten Stickstoff enthält Beinwelljauche relativ große Mengen an Kalium, Kalzium, Magnesium, Kupfer, Eisen, Mangan und Bor. Bei all diesen Elementen handelt es sich um Nährstoffe, welche die meisten Garten- und Feldpflanzen reichlich benötigen. Insbesondere lässt sich mit Beinwelljauche der Blüten- und Fruchtansatz bei Erdbeeren, Obststräuchern und Nachtschattengewächsen, zu denen beispielsweise die Tomaten, Kartoffeln und Paprika gehören, erhöhen.

Für diesen Jaucheansatz benötigen Sie 1 kg Beinwellblätter, die vorzugsweise von jungen und vor allem krankheitsfreien Pflanzen stammen sollten. Die Blätter werden grob zerteilt und zusammen mit 10 Litern Wasser in ein Stein-, Plastik- oder Holzgefäß gegeben. Damit die Blätter nicht an der Wasseroberfläche schwimmen, hat es sich bewährt, sie mit einem Stein zu beschweren.

Anschließend stellen Sie dieses Gefäß an einen warmen, sonnigen Standort, der sich aber möglichst nicht in unmittelbarer Nähe der Terrasse oder einer zum Entspannen dienenden Sitzgelegenheit befinden sollte – denn die Jauche entwickelt im Laufe der Zeit einen immer intensiveren Geruch.

Sobald sich an der Oberfläche des Ansatzgefäßes kein Schaum mehr bildet, die Blätter fast breiartig zerfallen sind und die Flüssigkeit eine dunkle Farbe angenommen hat, wird die Jauche abgesiebt. Zu diesem Zweck können Sie beispielsweise ein altes Leinentuch als Filter locker über einen Eimer spannen und anschließend den Ansatz hindurchgießen. An einem kühlen, dunklen Ort kann die Jauche bis zu zwei Wochen aufbewahrt werden.
Für den Gießeinsatz im Garten geben Sie einen Liter dieser Jauche auf 9–10 Liter Wasser. Zwischen zwei Düngergaben mit Beinwelljauche sollten mindestens zwei Wochen liegen.

Roter Sonnenhut

Volkstümliche Synonyme für den Roten Sonnenhut

Im Vergleich zur Ringelblume und zum Beinwell kann der aus Nordamerika stammende Rote Sonnenhut erst auf eine rund 75-jährige Geschichte in der europäischen Naturmedizin zurückblicken. Das ist sicherlich mit ein Grund, warum es für diese Art nicht ganz so viele volkstümliche Bezeichnungen gibt wie für die anderen hier vorgestellten Klosterkräuter. Die gebräuchlichsten davon sind Echter Sonnenhut, Purpurfarbener Sonnenhut, Purpurroter Sonnenhut, Rote Sonnenblume, Purpurfarbene Kegelblume, Purpurfarbener Igelkopf, Echinacin und Rote Rudbeckie.

4 Der Rote Sonnenhut kam aus den Prärien Nordamerikas zu uns.

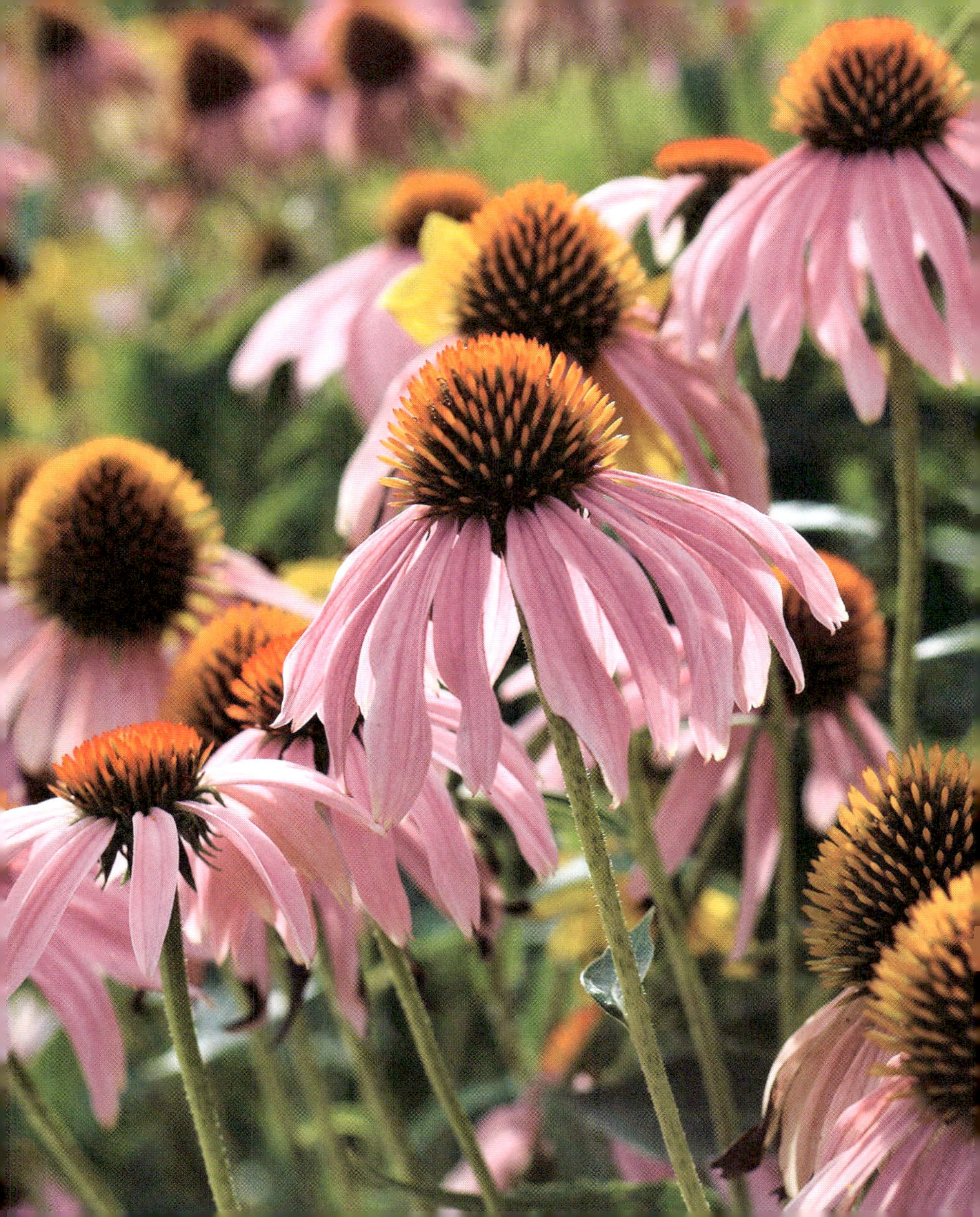

Außerdem existieren für die Art, deren gültige wissenschaftliche Bezeichnung *Echinacea purpurea* lautet, noch folgende Synonyme: *Echinacea intermedia, Echinacea speciosa, Rudbeckia hispida, Rudbeckia serotina, Rudbeckia purpurea* und *Brauneria purpurea.*

Der Rote Sonnenhut in der Heilkunde

In Nordamerika dient der Rote Sonnenhut seit Jahrhunderten, eventuell sogar schon seit Jahrtausenden als Heilpflanze, die von zahlreichen Indianerstämmen, wie etwa den Sioux, Omaha, Oto, Kew und Osage, zur Behandlung der unterschiedlichsten Erkrankungen genutzt wurde. So kam diese Pflanze beispielsweise zur Behandlung von Erkältungskrankheiten, Schlangenbissen, offenen Wunden, Verbrennungen, Lymphdrüsenschwellungen und Zahnschmerzen zum Einsatz.
Im Jahr 1762 erschien erstmals ein Bericht über die Heilwirkung des Roten Sonnenhuts. Danach dauerte es allerdings noch einmal über 100 Jahre, bis sich der in Nebraska lebende Arzt H. C. F. Meyer sowohl mit dieser als auch anderen rot blühenden Sonnenhut-Arten intensiv beschäftigte. Meyer verordnete die aus dem Roten Sonnenhut gewonnenen Extrakte zunächst ausschließlich als Blutreinigungsmittel. Später dehnte er seine Anwendungen auf weitere Erkrankungen wie etwa Erkältungen und Halsentzündungen aus.
Zu Beginn des 20. Jahrhunderts schließlich wurde der Rote Sonnenhut in Europa zunehmend bekannter. Um 1930 begann Dr. G. Madaus, Samen und Stecklinge dieser Pflanze zu kultivieren. In der Folgezeit konnte sich der Rote Sonnenhut hierzulande relativ schnell als Heilpflanze etablieren, und die

daraus hergestellten Arzneimittel fanden alsbald ein breites Anwendungsspektrum.

Der Rote Sonnenhut im Garten

Beim Roten Sonnenhut handelt es sich um eine weitgehend pflegeleichte, langlebige Art. Er erfreut sich nicht nur einer großen Beliebtheit als Schnittblume, sondern wird auch gern als Kombinationspartner für Ziergräser und Blumen in Hochstaudenbeete integriert. Außerdem gehört er zu den klassischen Pflanzenbeständen vieler Kräutergärten und hat sich schon seit längerer Zeit als gute Nachbarpflanze für Salbei, Oregano, Thymian, Lavendel sowie Zierlauch bewährt.
In Blumenrabatten wird er gern zwischen Blutweiderich, Eisenhut, Phlox, Rittersporn und Kugeldisteln gesetzt, denn durch die unterschiedlich gefärbten und geformten Blüten dieser Pflanzen lassen sich ausgesprochen attraktive Kontraste schaffen. In großvolumige Kübel gepflanzt, hat sich diese Echinacea-Art außerdem als sehr dankbarer Pflegling für Balkons und Terrassen erwiesen.
Bei der Pflege gilt es zu beachten, dass nicht nur diese, sondern alle roten Sonnenhut-Arten weitgehend ihre Ruhe haben wollen. Aus diesem Grund sollten Sie diese Staude ausschließlich zu Vermehrungszwecken teilen oder falls sich der Bestand so üppig entwickelt hat, dass ein Ausdünnen unumgänglich ist.
Gegen eine Frühjahrsdüngung mit Komposterde oder gut verrottetem Pferde- und Rinderdung bestehen allerdings keine Einwände. Im Gegenteil, durch diese Maßnahme entwickelt sich der Rote Sonnenhut nicht nur her-

vorragend, sondern er erhält sich auch langfristig seine Vitalität und Blühfreudigkeit.
Außer durch Wurzelteilung lässt sich der Rote Sonnenhut aus Stecklingen und selbstverständlich auch aus Samen nachziehen.
Bei der Anzucht aus Samen empfiehlt es sich, diese entweder Ende Februar in einem Frühbeet oder zwischen April und Mai direkt im Freiland auszusäen. Die Saattiefe sollte dabei 1–2 cm betragen. Nach etwa zwei bis drei Wochen zeigen sich die Sämlinge.
Bei einer Anzucht im Frühbeet pflanzt man diese nach weiteren zwei bis drei Wochen einzeln in kleine Töpfe. Beim späteren Auspflanzen im Freiland hat es sich als günstig erwiesen, wenn der Abstand zwischen zwei Pflanzen mindestens 30 cm beträgt.

Klosterkräuter-Steckbriefe: Botanische Informationen, Ernte und Konservierung

Ringelblume

Die Gemeine Ringelblume gehört zu der sehr artenreichen Familie der Korbblütler, auch Korbblüten- oder Asterngewächse genannt. Der wissenschaftliche Name dieser Familie lautet »Asteraceae« oder »Compositae«.
Für die Ringelblume selbst lautet die wissenschaftliche Bezeichnung »*Calendula officinalis* L.«, wobei das erste Wort für die Gattung und das zweite für die Art steht. Der Name »calendula« stammt von dem lateinischen Wort »calendae«. So nannten die alten Römer den Monatsanfang. Dieses Wort wurde für die Ringelblume gewählt, weil ihre Blühphase fast das gesamte Sommerhalbjahr andauert und sie deshalb in gewisser Weise ein Verbindungsglied für mehrere Monatsanfänge darstellt. Der Artbegriff »officinalis« ist von dem lateinischen Wort »officina« abgeleitet, was so viel wie Werkstatt oder Apotheke bedeutet. Dadurch soll die heilende Wirkung dieser Pflanze betont werden. Das »L.« hinter dem Namen gibt den wissenschaftlichen Erstbeschreiber der betreffenden Pflanze an. Bei der Ringelblume war das der schwedische Naturgelehrte Carl von Linné.
Ringelblumen sind zumeist einjährige krautige Pflanzen. Die faserreiche sich verzweigende Pfahlwurzel dieser Pflanze hat eine spindelähnliche Form. Daraus sprießen die 30–60 cm langen, kantigen Stängel, die sich – falls überhaupt – nur im oberen Bereich schwach verzweigen. Ähnlich wie der Stängel sind auch die längs-lanzettlichen bis längs-ovalen Laubblätter mit einer

kurzen flaumartigen Behaarung überzogen, die sich sehr weich anfühlt. Die Länge der hellgrünen, wechselständigen Laubblätter, die keine Stiele besitzen, sondern direkt am Stängel entspringen, variieren zwischen 3–15 cm, während ihre Breite 1–3 cm beträgt.
Zwischen Mitte Mai und Anfang Oktober zeigt die Ringelblume ihre einzeln stehenden Blüten, die einen Durchmesser von 2–6 cm erreichen. Gewöhnlich präsentieren sich die Blüten nur vier bis sechs Tage lang in voller Pracht. Danach beginnen sie langsam zu welken. Durch regelmäßiges Abschneiden bzw. Abbrechen der welkenden Blüten lässt sich die Ringelblume zum Ansatz zusätzlicher Blüten stimulieren.
Jede der dottergelben bis grell rotorangefarbenen Blüten besteht aus 50 bis 150 strahlenkranzartig angeordneten Zungenblüten und einer zentralen Blütenscheibe, die sich wiederum aus 30–100 Röhrenblüten zusammensetzt. Der Geruch der Blüten ist aromatisch und ihr Geschmack bitter-herb.
Obwohl die Röhrenblüten sowohl Staubblätter als auch Fruchtknoten besitzen, sind sie unfruchtbar. Der Grund für diese Unfruchtbarkeit sind die starken Verkrümmungen an den Fruchtknoten. Somit können sich die Samen der Ringelblumen nur aus den Zungenblüten entwickeln. Diese bringen drei unterschiedlich aussehende Samentypen hervor, die als Klett-, Napf- und Larvenfrüchte bezeichnet werden. Die Klettfrüchte stammen aus den äußeren Blüten und weisen zahlreiche winzige Häkchen und Stacheln auf, mit denen sie sich unter natürlichen Bedingungen an vorbeistreifenden Tieren festheften und auf diese Weise verbreitet werden. Diejenigen Zungenblüten, die etwas näher am Blütenzentrum stehen, wandeln sich zu kahnförmigen Napffrüchten um, die mit kleinen Luftkammern und häutigen Flugblättchen ausgestattet sind. Dieser Samentyp wird vor allem durch Wind und Regen

weitergetragen. Aus den Zungenblüten, die die Blütenscheibe direkt begrenzen, entwickeln sich wurmähnlich aussehende Früchte, die als Larvenfrüchte bezeichnet werden und deren Verbreitung sowohl durch den Wind als auch durch Ameisen erfolgt.

Wenn Sie von Ihren Ringelblumen Saatgut gewinnen möchten, lassen Sie im Spätsommer einige welke Blütenköpfe so lange an den Pflanzen, bis sich die Samen braun verfärben. Anschließend können Sie diese abschneiden und in einem trockenen kühlen Raum bis zur Aussaat im Folgejahr aufbewahren.

Obwohl Ringelblumen am besten an sonnigen oder halbschattigen Standorten gedeihen, die ein lockeres, humushaltiges, jedoch nicht zu nasses Bodensubstrat besitzen, haben sie sich trotzdem als recht anspruchslos und anpassungsfähig erwiesen. Deshalb trifft man auch vielerorts auf verwilderte Exemplare, welche sich auf Ruderalflächen, Schuttplätzen sowie an Zäunen, Wegrändern und in Weinbergen angesiedelt haben.

Wenngleich nichts dagegenspricht, die Blätter der Ringelblume mit zu ernten, stellen jedoch die Blüten aufgrund ihrer besonders hohen Konzentration an wertvollen Inhaltsstoffen das klassische Sammelgut dar. Die Ernte erfolgt am besten zwischen Anfang Juni und Ende August, wobei man darauf achten sollte, dass bei den zu pflückenden Blütenköpfen die Zungenblüten bereits voll entfaltet sind. Des Weiteren hat es sich bewährt, das Erntegut im frischen Zustand zu verwenden bzw. weiterzuverarbeiten. Falls das nicht möglich ist, werden die Blüten in einer dünnen Schicht ausgebreitet und an einem schattigen Ort bei Umgebungstemperaturen von 22–35 °C getrocknet. Als Unterlage eignen sich Gaze-Rahmen sehr gut, weil dann die Luft gleichmäßig von allen Seiten an die Blüten gelangt und sich dadurch der Trocknungsprozess besonders schnell vollzieht. Letzteres ist wichtig, um

den Verlust an ätherischen Ölen, welche in den Blüten in größeren Mengen vorhanden sind, so gering wie möglich zu halten. Stehen keine Gaze-Rahmen zur Verfügung, kann man die Blüten zum Trocknen auch auf Butterbrotpapier ausbreiten. Zur anschließenden Aufbewahrung des Trockengutes eignen sich am besten verschließbare Gefäße aus Keramik, Steingut oder Glas, die mit einem kleinen Etikett versehen und anschließend in einen trockenen, kühlen, dunklen Raum gestellt werden.
Für diejenigen, die keinen Garten zur Kultivierung von Ringelblumen besitzen, besteht die Möglichkeit, die getrockneten Blüten in einer Apotheke oder einem Reformhaus zu kaufen.

Echte Kamille

Genau wie die Ringelblume gehört auch die Echte Kamille, *Matricaria chamomilla* L., zur Familie der Korbblütengewächse (wissenschaftlich Compositae oder Asteraceae). Ihre Gattungsbezeichnung »Matricaria« leitet sich von dem lateinischen Wort »mater« = die Mutter ab und wurde sehr wahrscheinlich deshalb gewählt, weil diese Pflanze in der frühen Frauenheilkunde eine enorme Bedeutung hatte. Der Artbegriff »chamomilla« ist dagegen altgriechischen Ursprungs und heißt übersetzt »kleiner Apfel«. Damit wollte man auf die rundlichen Blütenköpfe und deren apfelähnlichen Geruch hinweisen. Außerdem wird in der neueren Literatur für die Echte Kamille des Öfteren das wissenschaftliche Synonym *Matricaria recutita* verwendet.
Das natürliche Verbreitungsgebiet der Echten Kamille erstreckt sich von

5 Die Echte Kamille ist nicht immer leicht von ihren weniger heilkräftigen Verwandten zu unterscheiden.

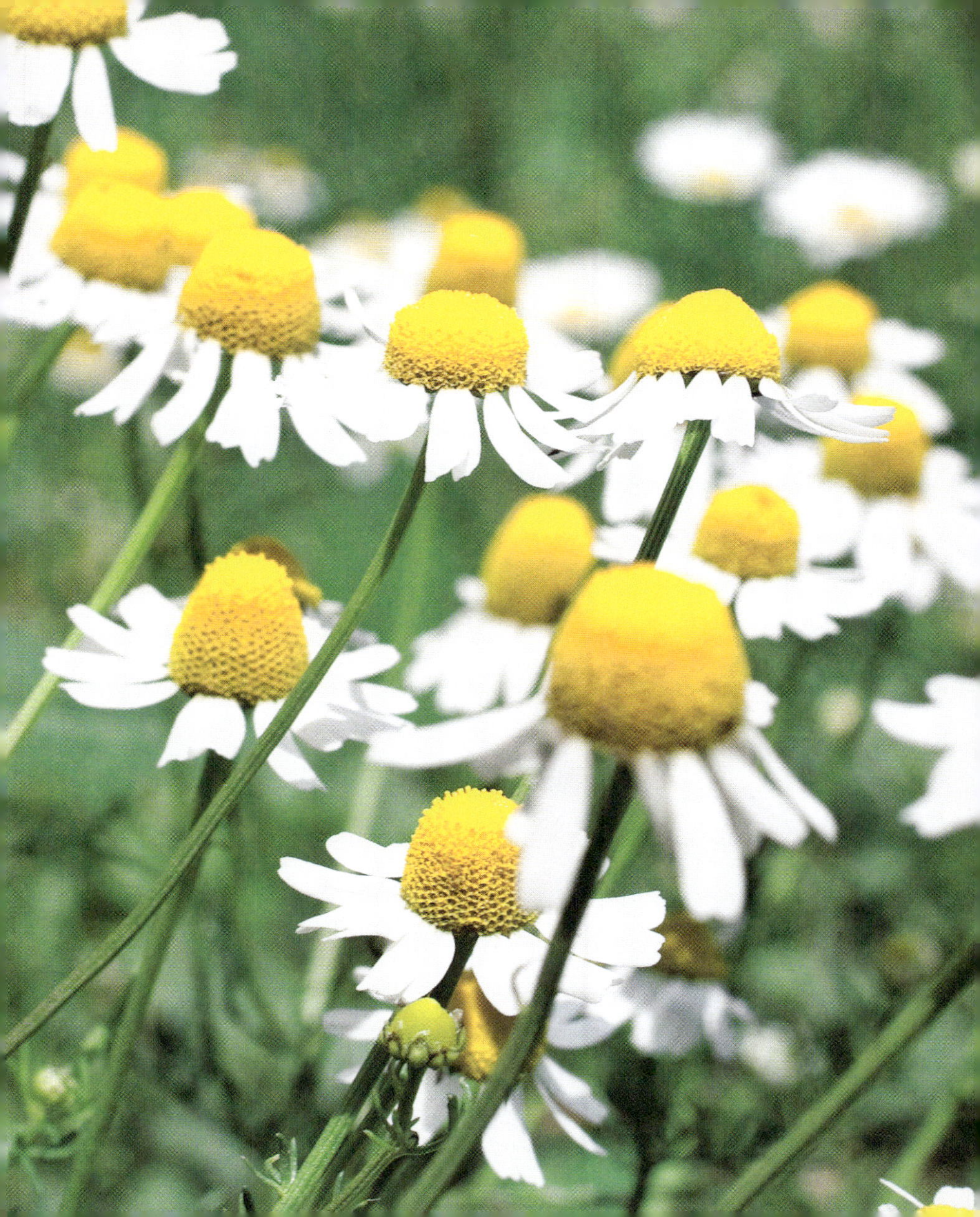

Europa bis weit nach Sibirien, wo sie als einjährige oder einjährig überwinternde Pflanze bevorzugt Wiesen, Äcker, Feldraine, Brachen, Wegränder und manchmal auch Ruderalflächen besiedelt.
Die bis zu 55 cm hoch werdende Echte Kamille besitzt eine dünne Pfahlwurzel, aus welcher der aufrecht stehende, meist stark verzweigende Stängel sprießt. An diesem befinden sich die grünen, schmal wirkenden Laubblätter, die zwei- bis dreifach gefiedert sind und von denen einige eine Stachelspitze aufweisen. Zwischen Mai und September schiebt die Echte Kamille an den Enden der Zweige und Stängel ihre stets einzeln angeordneten Blütenköpfchen. Diese bestehen aus einem Kranz von zumeist 15–25 weißen Zungenblüten sowie der goldgelben Blütenscheibe. Im jungen Zustand wirkt diese Blütenscheibe noch relativ flach, aber mit der Zeit wölbt sie sich immer stärker konvex, d.h. nach außen. Gleichzeitig beginnen die Zungenblüten sich immer mehr nach unten zu senken.
Diese deutliche Hervorwölbung der Blütenscheibe ist ein wichtiges Merkmal, um die Echte Kamille von einigen ihrer »Doppelgänger«, wie etwa der Römischen Kamille *(Chamaemelum nobile)* und dem Deutschen Bertram *(Anacyclus officinarum)* zu unterscheiden.
Der Echten Kamille ebenfalls täuschend ähnlich sind die medizinisch unwirksamen Hundskamillen, von denen die Ackerhundskamille *(Anthemis arvensis)* und die Stinkende Hundskamille *(Anthemis cotula)* nicht nur sehr weitverbreitet sind, sondern vielerorts auch in großen Beständen auftreten. Auch bei den Hundskamillen wölbt sich mit fortschreitender Vegetationsdauer die Blütenscheibe immer stärker nach außen. Um diese Arten sicher von der Echten Kamille zu unterscheiden, schneidet man am besten eine Blüte vertikal durch: Bei der Echten Kamille befindet sich unter der hervor-

gewölbten Blütenscheibe ein deutlich sichtbarer Hohlraum, bei den Hundskamillen nicht. Als weiteres Erkennungsmerkmal kann der typische Kamillengeruch dienen, den nur die Echte Kamille verströmt.
Obwohl sich die Strahlenlose Kamille, ähnlich wie die Römische Kamille, ebenfalls in der Hausmedizin verwenden lässt, besitzt sie keine so starke Heilkraft wie die Echte Kamille. Verwechslungen zwischen der Strahlenlosen und der Echten Kamille sind eigentlich nicht möglich, wenn man beachtet, dass die erstgenannte Art keine Zungenblüten ausbildet.
Die Bestäubung der Kamillenblüten erfolgt fast ausnahmslos durch Insekten. Danach entwickeln sich aus den Blüten die bis zu 2 mm langen, hell graubraunen Samen, deren Aussehen ein wenig an Kümmelkörner erinnert. Die natürliche Verbreitung der Samen erfolgt zum einen durch Haustiere, allen voran Schafe und Pferde, die diese Samen mit dem Futter aufnehmen und später wieder ausscheiden. Zum anderen verschleimen die reifen Samen relativ schnell und bleiben dann am Fell von Säugetieren und Vögeln hängen, welche diese irgendwann wieder abstreifen.
Für medizinische Zwecke werden von der Echten Kamille ausschließlich die Blütenköpfchen gesammelt. Zum Sammeln, das zwischen Mai und August erfolgen kann, bieten sich vorzugsweise trockene Tage an, wobei man als Sammelbehälter am besten einen Weiden- oder Spankorb verwendet.
Falls man die Kamillenblüten nicht frisch verarbeiten will, müssen sie getrocknet werden. Das Trocknen und anschließende Haltbarmachen erfolgen in der gleichen Weise wie bei der Ringelblume (s. S. 33 f.).

Melisse

Die Melisse, *Melissa officinalis* L., gehört zur Familie der Lippenblütengewächse, wissenschaftlich als Laminaceae bezeichnet. Ihr Gattungsname entspricht dem altgriechischen Begriff für Honigbiene. Der aromatische Duft, den die Blüten der Melisse verbreiten, zieht in der Regel zahlreiche Bienen an. Die Artbezeichnung »officinalis« leitet sich genau wie bei der Ringelblume von dem lateinischen Wort »officina« für Werkstatt oder Apotheke ab.

Das Verbreitungsgebiet der Melisse erstreckte sich ursprünglich vom Mittelmeerraum über Vorderasien und den Kaukasus bis nach Westsibirien. Von dort gelangte die Pflanze durch den Menschen in die unterschiedlichsten Länder, wo sie sich – zunächst nur als Gartenpflanze kultiviert – dauerhaft auch als Heilpflanze etablierte. Vielerorts sagten die vorherrschenden Umweltbedingungen der Melisse sogar so gut zu, dass sie zu verwildern begann. Aus diesem Grund findet man diese Staude gelegentlich auch wild wachsend an Waldrändern, an Hecken und Mauern sowie in Weinbergen.

Die Wuchshöhe der Melisse variiert von 30–100 cm. Aus dem Wurzelstock sprießen die zumeist aufrecht stehenden Stängel, welche zu starker Verästelung neigen. Die daran wachsenden Laubblätter ähneln in ihrem Aussehen denen von Brennnesseln. Zwischen Mai und August erscheinen in sogenannten Scheinquirlen, die unmittelbar über den Blattachseln sitzen, die relativ kleinen, gelblich weißen bis zartblauen Blüten. Nach der Befruchtung entwickeln sich aus den Blüten die als Nüsschen bezeichneten 2 mm langen, kastanienbraunen Samen.

Von der Melisse werden vor allem die am oberen Teil des Stängels sitzenden Blätter gesammelt, weil diese sowohl besonders zart als auch reich an

6 Wild wachsend bildet die Melisse richtige Gebüsche.

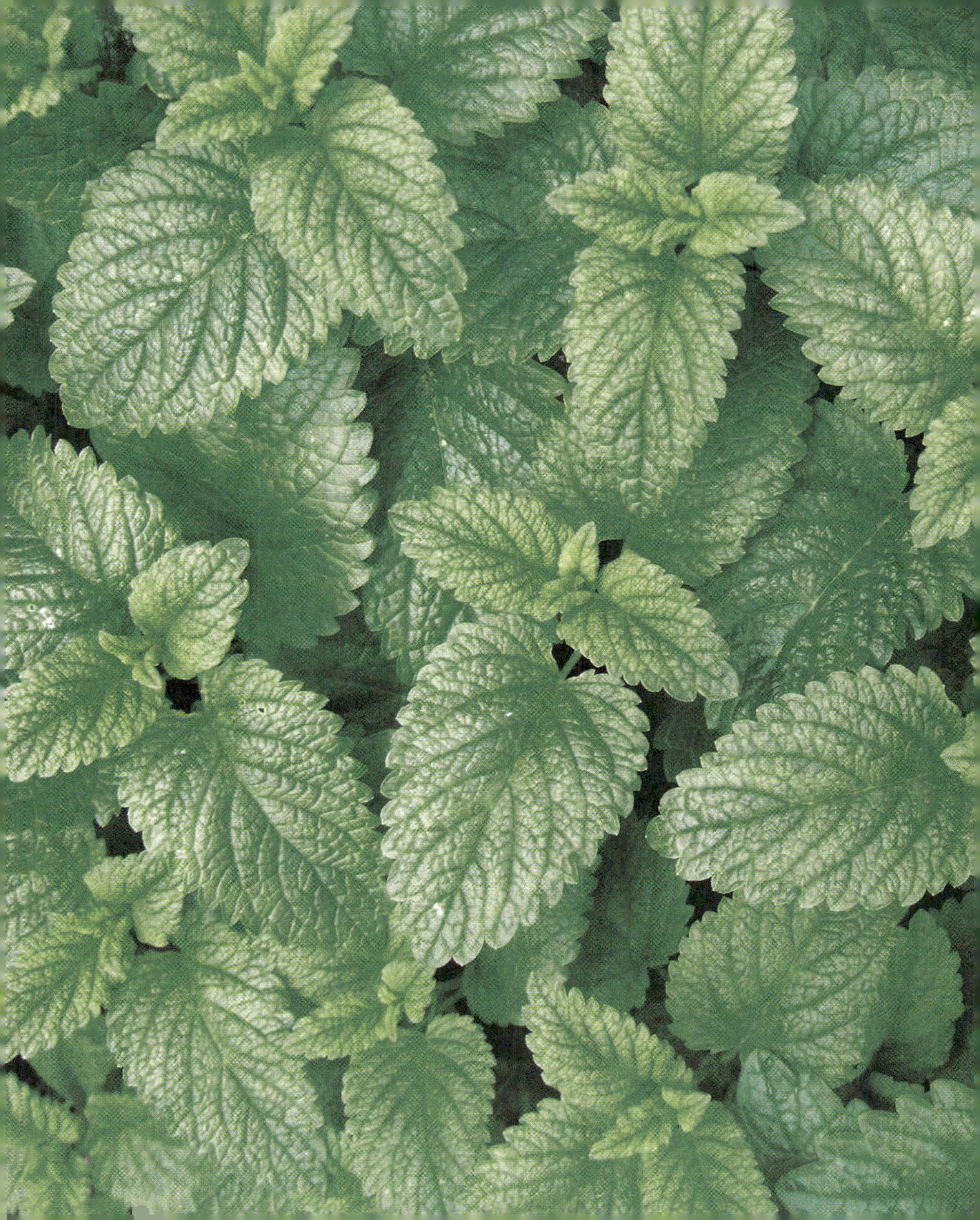

wertvollen Inhaltstoffen sind. Das Sammeln sollte generell vor dem Einsetzen der Blühphase erfolgen, denn danach nehmen die Blätter des Öfteren einen schwach bitteren Geschmack an.
Des Weiteren ist es ratsam, die Blätter nicht zu konservieren, sondern im frischen Zustand zu verbrauchen bzw. weiterzuverarbeiten. Beim Haltbarmachen, egal ob es sich dabei um das Trocknen oder um das Einfrieren des Erntegutes handelt, verlieren die Blätter nämlich einen Großteil ihres angenehmen Aromas.

Beinwell

Der Gemeine Beinwell, *Symphytum officinale* L., gehört zur Familie der auch als Raublattgewächse bezeichneten Borretschgewächse, wissenschaftlich Boraginaceae. Neben dem Beinwell gehören zu dieser Pflanzenfamilie noch etwa weitere 35 Arten, deren natürliches Verbreitungsgebiet sich von Europa bis nach Sibirien erstreckt.
Die Gattungsbezeichnung »Symphytum« kommt von dem griechischen Wort »symphyein«, was so viel wie zusammenwachsen heißt und darauf hindeutet, dass mit dieser Pflanze bereits im Altertum Knochenbrüche behandelt wurden. Der Artbegriff »officinalis« ist – wie bei Ringelblume und Melisse – von dem lateinischen Wort für Werkstatt oder Apotheke abgeleitet.
Beim Beinwell handelt es sich um eine ausdauernde 30–100 cm hohe Staude, die unter natürlichen Bedingungen oft dichte Bestände bildet. Die Pflanze ist nahezu geruchlos und hat einen schwach würzigen bis süßlichen sowie etwas schleimig anmutenden Geschmack.

Von dem kurzen, zumeist sehr gedrungen wirkenden Erdstock wachsen fast immer einige schwärzliche, 1–2,5 cm starke Wurzeln bis zu 50 cm tief in den Boden hinein. Das innere Wurzelfleisch ist weiß und im frischen Zustand sehr schleimreich, während getrocknete Exemplare eine nahezu hornartige Konsistenz besitzen. Die mehr oder weniger aufrecht stehenden grünen Stängel, die in ihren oberen Bereichen zu einer leichten Verzweigung neigen, können bis zu 1 cm dick sein. An diesen Stängeln befinden sich zahlreiche weiße Härchen, die sich borstenähnlich anfühlen und als Trichome bezeichnet werden. Am Stängel ordnen sich die oval-lanzettlichen grasgrünen Laubblätter wechselständig an, wobei ihr Blattgrund nach unten verläuft und dabei 2–3 mm breite Flügel bildet. Diese verleihen dem Stängel ein kantiges Aussehen.

Die unteren gestielten Laubblätter sind bis zu 60 cm lang und bis 25 cm breit. Im Unterschied dazu sitzen die mittleren und oberen Laubblätter direkt am Stängel an und sind zudem kleiner als die unteren Exemplare.

Je nach Standort kann sich die Blühphase des Beinwells von Mai bis Anfang Oktober erstrecken. Neben Exemplaren, die hellpurpurne oder violette Kronblätter besitzen, treten gelegentlich auch Pflanzen auf, bei denen diese einen gelblich weißen Farbton haben. Bei der Unterart *Symphytum officinale* L. subsp. *bohemicum* zeigen die Blüten eine weiße Färbung. Aus diesem Grund wird die Pflanze gelegentlich auch als Weißer Beinwell bezeichnet.

Unter natürlichen Bedingungen besiedelt der Gemeine Beinwell bevorzugt nährstoff- und stickstoffreiche (Lehm-)Böden auf feuchten bis staunassen Standorten. Das sind häufig sumpfige Wiesen und Weiden, lichte Auenwälder, feuchte Gräben, schattige Wegränder sowie die Uferbereiche von stehenden und langsam fließenden Gewässern.

Allerdings besteht ein Nachteil dieser Pflanze darin, dass sie in allen Pflanzenteilen Alkaloide enthält, wobei die Konzentration dieser Substanzen in den Wurzeln besonders hoch ist.
In den letzten Jahren wurde nachgewiesen, dass diese Alkaloide, insbesondere bei länger andauernder oder ständiger innerer Anwendung, zu Krebserkrankungen führen können. Das bedeutet jedoch nicht, dass man in der Hausapotheke bzw. in der Küche auf diese Pflanze verzichten muss.
Es existiert nämlich inzwischen eine Kreuzung aus dem Rauen Beinwell *(Symphytum asperum)* und dem Gemeinen Beinwell, die als Futter-Beinwell oder Russischer Komfrey *(Symphytum x uplandicum)* bezeichnet wird. Diese Pflanze enthält nur noch in den Wurzeln kaum nachweisbare Mengen an Alkaloiden, während die Laubblätter und Blüten davon völlig frei sind. Außerdem weisen die Blätter und Stängel dieser Pflanze den besten Geschmack sowie den höchsten Eiweißgehalt unter allen Beinwell-Arten auf.
Im Fachhandel wird eine besonders beliebte Hochleistungssorte des Futter-Beinwells zumeist unter dem Namen ›Trauma-Beinwell‹ angeboten. Diese Sorte ist sehr robust und lässt sich problemlos im Garten anbauen. Ihre Standortansprüche gleichen weitgehend denen des »wilden« Beinwells, sodass man sie im Garten in ein nährstoffreiches, frisches, tiefgründiges Bodensubstrat platzieren sollte. Des Weiteren ist es ratsam, den ›Trauma-Beinwell‹ während länger andauernder sommerlicher Hitzeperiode mindestens alle zwei Tage reichlich zu gießen.
Im Frühjahr bietet es sich an, den Beinwell zu düngen, wofür sich Pferde- und Rindermist, fette Komposterde, Hornspäne oder Gesteinsmehl besonders gut eignen.
Vom ›Trauma-Beinwell‹ eignen sich als Sammelgut Blüten, Blattknospen

7 Heilkräuter anzupflanzen verbindet den Spaß an der Gartenarbeit mit gesundheitlichem Nutzen.

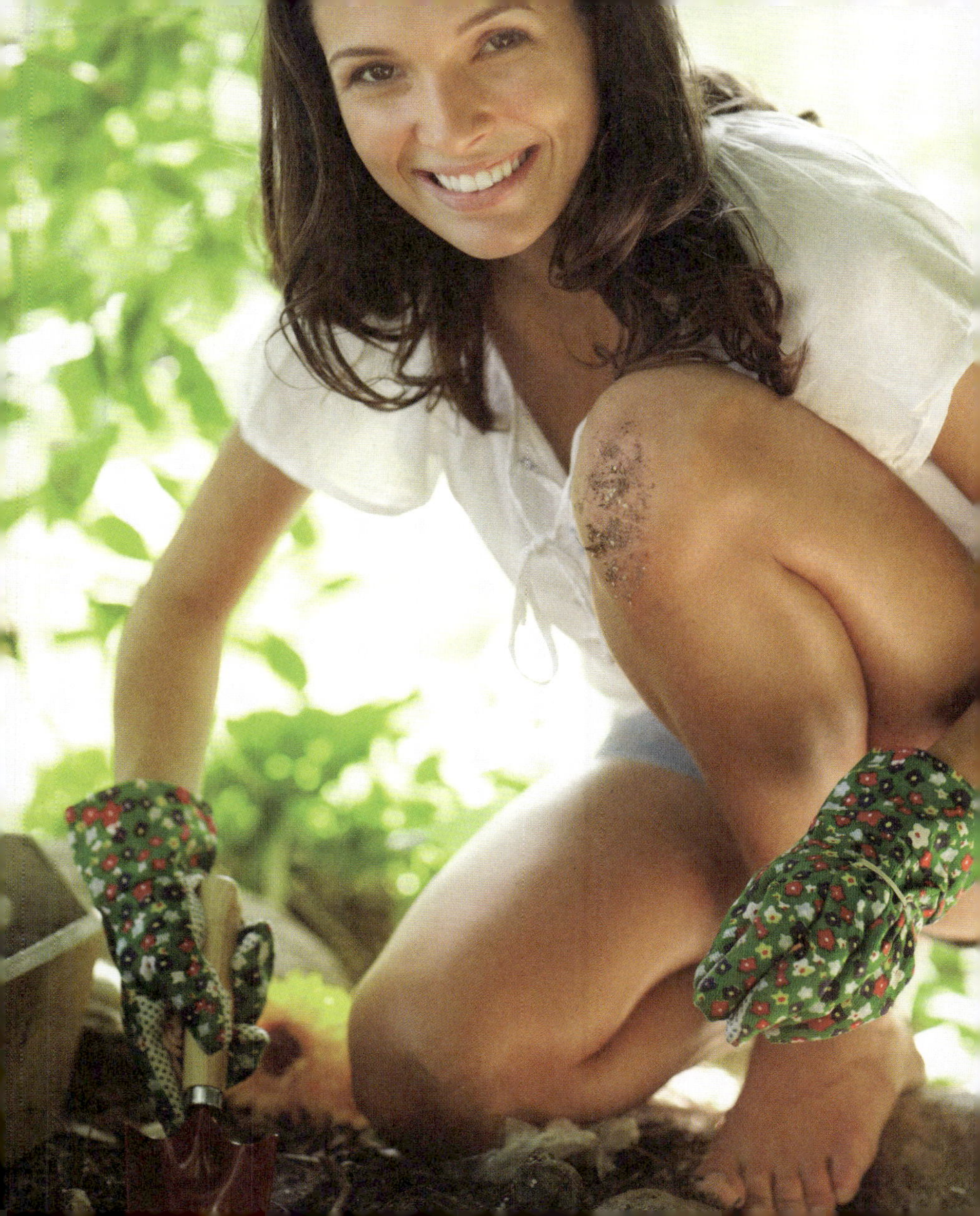

und junge Blätter, die man bevorzugt frisch verarbeiten oder im sehr klein gehackten Zustand als bedarfsgerechte Portionen einfrieren sollte.
Für äußerliche medizinische Anwendung kann man genau wie früher auch weiterhin die frischen Wurzeln des Gemeinen Beinwells verwenden. Für eine Frischkonservierung werden einige Wurzeln ausgegraben und mit einer Bürste im lauwarmen Wasser gründlich gesäubert. Danach schneidet man die Wurzeln in dünne Scheiben und friert diese portionsweise ein.
Darüber hinaus besteht auch die Möglichkeit, die Beinwellblätter, -stängel, -blüten und -wurzeln (ebenfalls in dünne Scheiben geschnitten) zu trocknen. Die Trocknung erfolgt auf die gleiche Weise, wie bei der Ringelblume beschrieben (s. S. 33 f.).

Tipp
Die günstigste Zeit, um Beinwellwurzeln auszugraben, ist zwischen Oktober und April. In dieser Zeit, die auch als Ruhephase bezeichnet wird, besitzt die Staude keine grünen Pflanzenteile. Bevor diese jedoch im Herbst absterben, zieht der Beinwell alle wertvollen Stoffe daraus ab und lagert diese im Winterhalbjahr in seinen Wurzeln ein.

Roter Sonnenhut

Wenn nur vom Sonnenhut gesprochen wird, kann das leicht zu Irritationen führen. Mit diesem Begriff werden nämlich auch die Vertreter aus der Gattung *Rudbeckia* bezeichnet, die den rot blühenden Sonnenhüten zwar verwandtschaftlich sehr nahe stehen, deren Zungenblüten aber keine rötliche, sondern eine zumeist sehr kräftig gelbe bis gelborange Färbung aufweisen. Die Färbung der zentralen Blütenscheibe variiert bei den Rudbeckien von dunkelbraun bis schwarzbraun. Ähnlich wie die Vertreter aus der Gruppe der rot blühenden Sonnenhüte erfreuen sich auch die Rudbeckien bereits seit Langem einer großen Beliebtheit als Gartenpflanzen, ohne dabei jedoch aus medizinischer Sicht für den Menschen interessant zu sein.
Bei den rot blühenden Sonnenhüten handelt es sich um eine rund zehn Arten umfassende Gattung aus der Familie der Korbblütengewächse (wissenschaftlich Compositae, Asteraceae). Der wissenschaftliche Gattungsname Echinacea leitet sich von dem altgriechischen Wort »echinos« ab und bedeutet Seeigel. Damit wird Bezug auf die Blütenscheibe dieser Pflanze genommen, die in ihrer Form ein bisschen an einen Seeigel erinnert. Die medizinisch am häufigsten genutzten Arten sind der Rote Sonnenhut (*Echinacea purpurea* L.), gefolgt von dem Schmalblättrigen Sonnenhut *(Echinacea angustifolia)* und dem auch als Prärie-Igelkopf bezeichneten Blassfarbenen Sonnenhut *(Echinacea pallida).*
Das natürliche Verbreitungsgebiet aller drei Arten erstreckt sich über die östlichen und zentral gelegenen Bundesstaaten der USA, wo diese Pflanzen bevorzugt sonnige Steppenlandschaften (Prärien) und lichte Wälder mit nährstoffreichen Böden besiedeln.

Ein wesentlicher Unterschied zwischen dem Roten Sonnenhut und den anderen Echinacea-Arten besteht in der Form der Wurzel. Während die übrigen Echinacea-Arten eine klassische Pfahlwurzel aufweisen, besitzt der Rote Sonnenhut einen verholzten Wurzelstock, an dem zahlreiche dünne Nebenwurzeln entspringen. Die Oberfläche dieses Wurzelstocks sowie der Nebenwurzeln ist hell- bis dunkelbraun oder rotbraun gefärbt. Angeschnitten verströmt die Wurzel einen aromatischen Geruch und schmeckt anfangs etwas säuerlich, später leicht bitter und wirkt auf der Zunge schwach betäubend.

Abhängig von der jeweiligen Art, den vorhandenen Umweltbedingungen und dem Standort variiert die Wuchshöhe bei den Sonnenhüten zwischen 60 cm und 1,60 m. Die aufrechten, zumeist horstartig zusammenstehenden Stängel sind nicht oder nur schwach verzweigt. An ihnen entspringen gestielte, oval-lanzettliche Laubblätter, deren Ränder glatt oder gezähnt sind. Diese satt- bis dunkelgrünen Blätter weisen eine Nervatur auf. Außerdem befinden sich auf den Blattoberflächen oftmals feine Härchen.

Zwischen Juni und Ende August erscheinen die bis zu 10 cm großen Blütenköpfe, die stets an den Enden der Stängel sitzen. Diese Blütenköpfe ähneln in ihrem Grundaufbau stark denen der Ringelblume. Im Zentrum befindet sich die Blütenscheibe, welche aus 200–300 Röhrenblüten besteht. Diese ist stark nach außen gewölbt und wird an ihren Rändern von einem Kranz purpurfarbener bis rosavioletter (in Ausnahmefällen auch rein weißer) Zungenblüten umgeben. Letztere ziehen seitlich weg oder hängen sogar nach unten.

Die Blüten aller Echinacea-Arten stellen gute Nektarquellen dar und werden aus diesem Grund von zahlreichen Insekten, allen voran Schmetterlinge, Bienen und Hummeln, stark frequentiert, die auch gleichzeitig für die Bestäubung sorgen. Aus den befruchteten Blüten entwickeln sich 4–5 mm lange, schwärzliche Früchte, die für viele Vogelarten eine willkommene Winternahrung darstellen.

Der Rote Sonnenhut fühlt sich auf einem nährstoffreichen, lockeren, jedoch nicht zu trockenen Boden am wohlsten. Dabei ist die Vorliebe dieser Pflanze für sonnige bis halbschattige Standorte unverkennbar, denn im Vollschatten platziert, sinkt ihre Blühbereitschaft deutlich.

Als Sammelgut eignen sich sowohl die Wurzel als auch sämtliche oberirdischen Pflanzenteile. Um die Pflanzen zu schonen, ist es ratsam, nur von gut entwickelten Exemplaren, die mindestens vier bis fünf Jahre alt sind, Teile des Wurzelstocks abzutrennen. Das sollte bevorzugt im Winterhalbjahr, also zwischen Oktober und April erfolgen. Vor dem herbstlichen Verwelken der oberirdischen Pflanzenteile ziehen die Sonnenhüte nämlich den größten Teil der medizinisch wertvollen Wirkstoffe in die Wurzel zurück. Deshalb ist im Winterhalbjahr die Konzentration dieser Wirkstoffe in den Wurzeln besonders hoch.

Für die oberirdischen Pflanzenteile erstreckt sich die günstige Erntezeit von Anfang Juli bis Ende August. Die anschließende Konservierung des Erntegutes kann auf gleiche Art erfolgen wie beim Beinwell (s. S. 44).

Echinacea-Presssaft – Basis für viele Heilmittel

In der Hausmedizin wird der Presssaft des Roten Sonnenhutes häufig als Basissubstanz für verschiedene Heilmittel verwendet. Aufgrund der Tatsache, dass die Herstellung dieses Presssaftes sehr mühsam ist, empfiehlt es sich mitunter, diesen in der Apotheke zu kaufen.

Klosterkräuter im Einzelnen: Heilrezepturen und Anwendungsbereiche

Ringelblume – das Multitalent

Die Ringelblume gehört zu den »Königinnen« unter den Heilpflanzen. Ihre Bestandteile liefern nicht nur Basisstoffe für vielfältige pharmazeutische Produkte, sondern sie kommen auch häufig in der Homöopathie sowie in der Volksmedizin zum Einsatz.
Im Vergleich zu vielen anderen Korbblütlern besteht ein großer Vorteil der Ringelblume darin, dass sie relativ wenig Sesquiterpenlactone enthält. Bei diesen Substanzen handelt es sich um pflanzliche Abwehrstoffe, welche bei sehr empfindlichen Menschen mitunter allergische Reaktionen und sonstige untypische Wirkungen, beispielsweise ein Jucken der Haut, hervorrufen.

Heilrezepturen mit Ringelblume

Ringelblumenölauszug

2–3 gehäufte Hände voll frische Ringelblumenblüten
300 ml Oliven- oder Sonnenblumenöl
12 Tropfen Antiranz (verhindert schnelles Ranzigwerden)

Die Ringelblumenblüten in lockerer Schichtung in ein 500-ml-Glas geben. Anschließend das Glas bis zum Rand mit Oliven- bzw. Sonnenblumenöl auffüllen und mit einem Deckel verschließen. Danach das Glas 3 Wochen

8 Die Ringelblume ist bekannt für ihre gute Verträglichkeit.

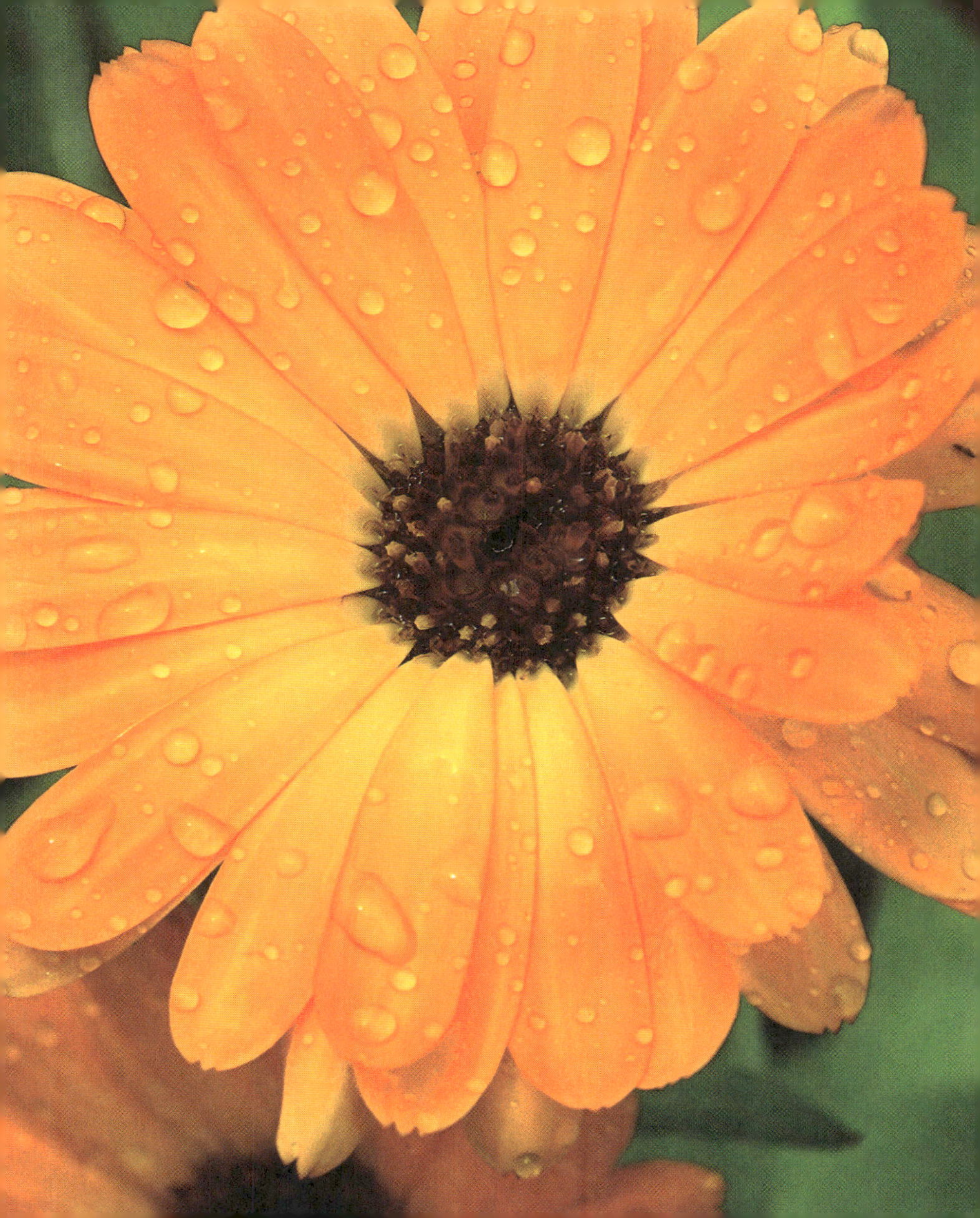

lang an einen sonnigen, warmen Ort stellen. Nach dieser Zeit die Flüssigkeit durch ein Leinentuch abgießen, Antiranz hinzufügen und in verschließbare dunkle Glasgefäße umfüllen. Diese an einem dunklen, kühlen Ort (am besten im Kühlschrank) aufbewahren. Auf diese Weise vermeiden Sie, dass der Auszug relativ schnell ranzig wird. Innerhalb von 3 Monaten verbrauchen.

Ringelblumentinktur

1 gehäufte Handvoll frische Ringelblumenblüten
750–1000 ml Doppelkorn oder Wodka

Die zuvor gewaschenen und anschließend gut abgetropften Blüten in ein Schraubglas geben und mit dem Doppelkorn oder Wodka übergießen. Danach das Glas verschließen und für 2–3 Wochen bei Zimmertemperatur in einen dunklen Raum stellen. Während dieser Zeit nimmt die Flüssigkeit allmählich die Farbe der Ringelblumenblüten an. Um die Blütenbestandteile abzufiltern, gießen Sie den Ansatz durch ein sauberes Leinentuch oder durch eine Kaffeefiltertüte. Die auf diese Weise gewonnene Tinktur in eine dunkelbraune oder dunkelgrüne Flasche füllen, die Sie in einem dunklen, kühlen Raum aufbewahren. Innerhalb von 3 Monaten verbrauchen.

Ringelblumen-Arnika-Tinktur

5 g getrocknete Ringelblumenblütenblätter
5 g getrocknete Arnikablüten (*Arnica montana;* auch Bergwohlverleih genannt)
100 ml 70%iger Isopropylalkohol (aus der Apotheke)

Die getrockneten Blüten in eine dunkle, weithalsige Glasflasche geben und mit dem Isopropylalkohol übergießen. Danach die Flasche luftdicht verschließen und ca. 6 Wochen lang in einen warmen Raum stellen. Nach dieser Zeit den Inhalt der Flasche durch ein sauberes Baumwolltuch abgießen. Dadurch werden die Blütenblätter herausgefiltert und Sie erhalten eine klare Tinktur. Letztere in der Folgezeit in einer dunklen, luftdicht verschlossenen Flasche an einem kühlen Ort aufbewahren und innerhalb von 3 Monaten verbrauchen.
Sie können auch eine reine Ringelblumentinktur herstellen und statt der 5 g Arnikablüten für den Ansatz insgesamt 20 g Ringelblumenblütenblätter verwenden.

Lippenbalsam

Unter Verwendung des Ringelblumenölauszugs (s.o.) lässt sich ein hervorragender Lippenbalsam herstellen. Diesen kann man beispielsweise an Wintertagen auftragen, um zu verhindern, dass die Lippen in Folge der kalten Witterung rissig werden.

100 ml Ringelblumenölauszug
10–15 g Bienenwachs

Das Bienenwachs zusammen mit dem Ringelblumenölauszug in einem Tiegel schmelzen und anschließend in leere Lippenstifthülsen oder kleine Salbengefäße füllen. Das Balsam kühl lagern und innerhalb von 3 Monaten verbrauchen.

Ringelblumensalben
Die heilende Wirkung von Ringelblumensalbe ist weitaus größer, als landläufig oftmals angenommen wird. Nicht selten hat sich dieses Medikament als »letztes Mittel« bewährt, wenn andere, zumeist synthetisch hergestellte Arzneien fehlschlugen bzw. nicht den vollen gewünschten Erfolg brachten. Die Volksmedizin kennt mehrere Rezepturen zur Herstellung von Ringelblumensalbe, zu denen auch die nachfolgenden gehören. Alle Salbenvarianten sind – kühl gelagert – etwa 3 Monate haltbar.

Variante 1: Ringelblumensalbe aus Melkfett
50 g frische Zungenblüten von Ringelblumen
250 g Melkfett

Die Zungenblüten zunächst sehr fein zerhacken. Anschließend das Melkfett erhitzen, bis es flüssig wird, und dann die zerkleinerten Blüten hineingeben. Nachdem das Fett kurz aufgeschäumt hat, den Ansatz vom Herd nehmen und langsam abkühlen lassen.
Am folgenden Tag den Ansatz noch einmal erwärmen. Sobald er sich verflüssigt hat, sofort durch ein Leinentuch (welches als Filter dient) in einen anderen Topf abgießen. Die entstandene Salbe im noch flüssigen Zustand in kleine verschließbare Plastikdosen oder in Keramik- bzw. Steingutgefäße abfüllen. Nach dem erneuten Verfestigen lässt sich diese Salbe am besten in einem kühlen, trockenen Raum aufbewahren.

Variante 2: Ringelblumensalbe aus Öl, Wachs und Kakaobutter

60 g frische Zungenblüten von Ringelblumen
250 g Olivenöl
50 g Bienenwachs
50 g Kakaobutter
5 Tropfen Vitamin-E-Acetat (in der Apotheke erhältlich)

Zunächst die Zungenblüten ganz fein hacken. Danach alle Zutaten mit Ausnahme des Vitamin-E-Acetats in einen Topf geben, der sich in einem Wasserbad befindet. Bei ca. 70–75 °C beginnen das Bienenwachs und die Kakaobutter zu schmelzen. Nun den Ansatz aus dem Wasserbad nehmen und in einen Topf geben, der weiter auf dem Herd erhitzt wird. Sobald der Ansatz aufschäumt, vom Herd nehmen. Während der Abkühlungsphase das Vitamin-E-Acetat hinzufügen. Es verhindert ein schnelles Ranzigwerden der Fettbestandteile.
Am nächsten Tag den Ansatz noch einmal erhitzen und anschließend – wie in Variante 1 beschrieben – durch ein Leinentuch filtern und in Gefäße abfüllen.

Variante 3: Ringelblumensalbe aus Schweineschmalz

300 g Schweineschmalz
60 g frische Zungenblüten von Ringelblumen

Das Schweineschmalz in einem kleinen Topf so lange erhitzen, bis es sich verflüssigt. Nun die zuvor möglichst klein geschnittenen Ringelblüten dazugeben und das Ganze etwa 30 Minuten köcheln lassen.

Danach den Topf vom Herd nehmen und samt Inhalt für 24 Stunden in einen kühlen Raum stellen.
Anschließend den Salbenansatz noch einmal so lange erhitzen, bis sich das Schmalz verflüssigt, dann durch ein Haarsieb gießen, um auf diese Weise die größeren Blütenbestandteile weitgehend herauszufiltern. Unmittelbar danach die noch flüssige Salbe in kleine Keramikgefäße geben. Damit sich die Salbe schnell verfestigen kann, diese Gefäße zunächst in einen kühlen Raum stellen. Es empfiehlt sich, am nächsten Tag zumindest den Teil der Salbe, der längerfristig aufbewahrt werden soll, im Kühlschrank zu deponieren.

Variante 4: Ringelblumensalbe aus Vaseline

200 g Vaseline
50 g frische Zungenblüten von Ringelblumen

Die Vaseline zusammen mit den Blüten aufkochen. Sobald der Siedepunkt erreicht ist, diesen Ansatz etwa 10 Minuten lang bei schwächerer Hitze köcheln lassen. Danach den Ansatz durch ein Haarsieb gießen und, wenn er etwas abgekühlt ist, in Keramikgefäße umfüllen.
Im Unterschied zu den drei zuerst vorgestellten Salbenrezepten ist Vaseline eine etwas schlechter in die Haut eindringende Substanz. Aus diesem Grund bietet sich diese Salbe besonders gut zur Behandlung von leichten bis mittelstarken Sonnenbränden an.

9 Mit Ringelblumencremes lassen sich zahlreiche Hautprobleme lindern.

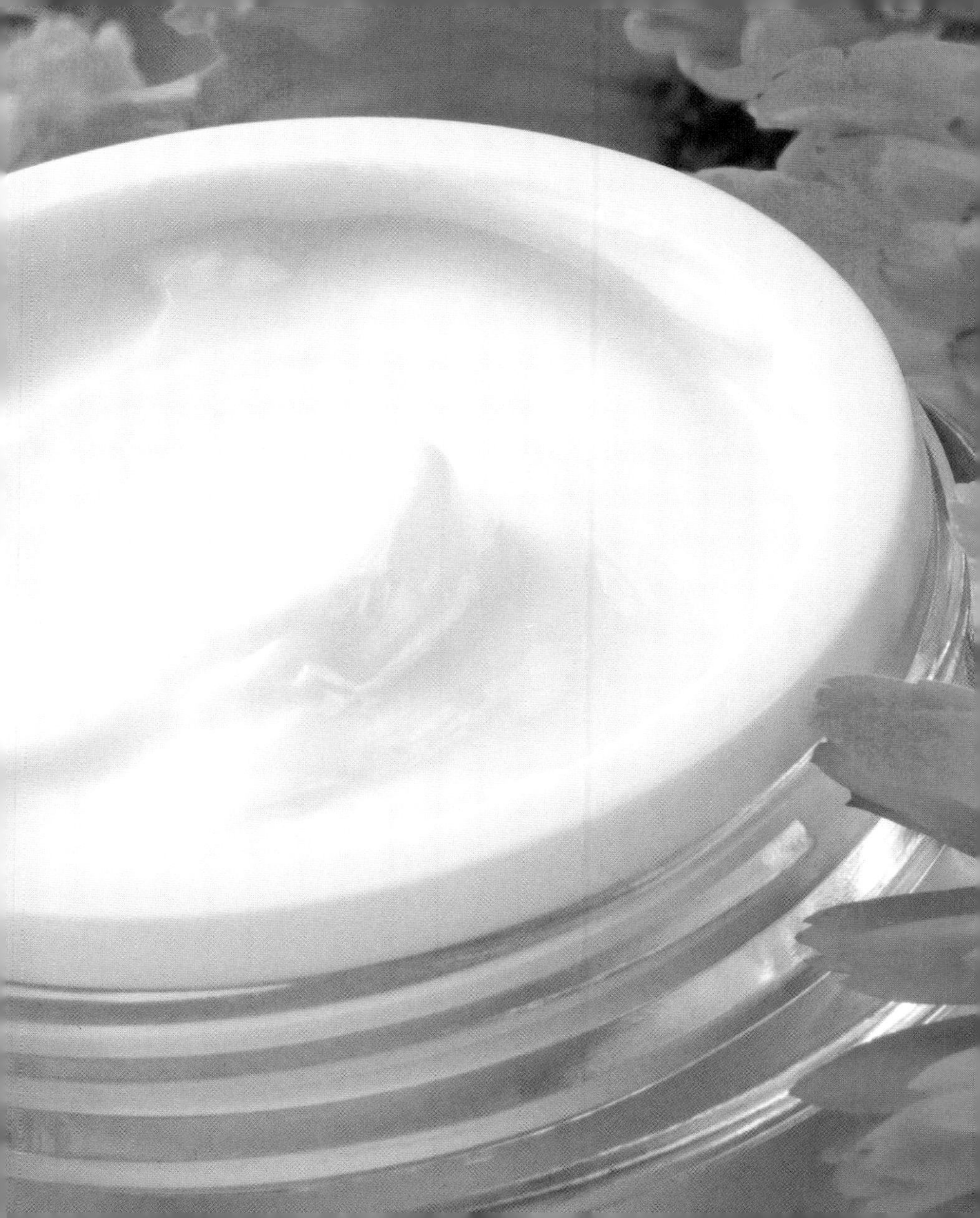

Ringelblumen-Beinwell-Salbe

Zur Herstellung von Ringelblumen-Beinwell-Salbe können die oben beschriebenen Rezeptvarianten 1 bis 3 für Ringelblumensalbe als Basis dienen. Je nach Menge an Ringelblumenblüten geben Sie folgende Menge an *Beinwelltinktur (s. S. 112)* hinzu:

Variante 1: je 25 g frische Ringelblumenblüten 1 EL Beinwelltinktur
Variante 2: je 30 g frische Ringelblumenblüten 1 EL Beinwelltinktur
Variante 3: je 30 g frische Ringelblumenblüten 1 EL Beinwelltinktur

Ringelblumen-Tegomuls-Creme

90 g Ringelblumenölauszug
30 g Bienenwachs
35 g Tegomuls (in der Apotheke, Drogerie oder im Internet erhältlich)
300 ml Wasser
2 EL Ringelblumentinktur
30 Tropfen Teebaumöl

Den Ringelblumenölauszug zusammen mit dem Bienenwachs und dem Tegomuls in ein Gefäß geben. Diese Mischung in einem Wasserbad so lange erhitzen, bis sich die Substanzen verflüssigen. Gleichzeitig in einem zweiten Wasserbad das Wasser mit der Ringelblumentinktur auf ca. 60 °C erwärmen. Anschließend dieses Gemisch vorsichtig in das Gefäß mit der flüssigen Tegomuls-Mischung einrühren. In der Folgezeit das Ganze immer wieder kräftig umrühren, bis es breiig-puddingähnliche Konsistenz annimmt. Unter kräftigem Rühren nun das Teebaumöl hinzugeben, das als Konservierungsmittel fungiert, und danach die entstandene Creme in verschließbare

Plastikdosen abfüllen. Die Creme möglichst kühl lagern. Falls sie längerfristig aufbewahrt werden soll, beispielsweise 2–3 Monate, empfiehlt sich die Lagerung im Kühlschrank.
Ringelblumen-Tegomuls-Creme stellt eine Alternative zu den oben vorgestellten Ringelblumensalben dar. Sie enthält deutlich mehr Wasser als diese und fettet daher weniger. Deshalb zieht sie schneller in die Haut ein als Salbe. Darüber hinaus erhöht das von dem in Australien beheimateten Teebaum *(Melaleuca alternifolia)* stammende Teebaumöl die Heilwirkung dieser Creme. Es hat sich nämlich nicht nur als ein gutes Konservierungsmittel erwiesen, sondern wirkt auch antiseptisch sowie bakterien- und pilztötend.

Ringelblumen-Lanolin-Cremes
Alternativ zur Ringelblumen-Tegomuls-Creme können Sie auch eine Ringelblumencreme unter Verwendung von Lanolin (auch als Wollwachs, Wollfett oder wissenschaftlich als *Adeps lanae* bezeichnet) herstellen. Bei dieser Substanz handelt es sich um ein Sekret aus den Talgdrüsen der Schafe, welches beim industriellen Waschen der Schafwolle oft als Nebenprodukt gewonnen wird. Die Cremes sind bei kühler Lagerung bis zu 3 Monate haltbar.

Variante 1: Ringelblumen-Lanolin-Creme mit Teebaumöl

90 g Ringelblumenölauszug
12 g Bienenwachs
45 g Lanolin
2 EL Ringelblumentinktur
30 Tropfen Teebaumöl
120 ml Wasser

Den Ringelblumenölauszug zusammen mit dem Wachs und dem Lanolin in ein Gefäß geben. Dieses in einem Wasserbad so lange erhitzen, bis sich die Substanzen verflüssigen. In einem zweiten Wasserbad die Ringelblumentinktur auf ca. 60 °C erwärmen und anschließend unter die flüssige Mischung aus Ringelblumenölauszug, Wachs und Lanolin rühren.
Alle weiteren Schritte sind die gleichen wie bei der Herstellung der Ringelblumen-Tegomuls-Creme.

Variante 2: Ringelblumen-Lanolin-Creme mit Bienenhonig

5 g Bienenwachs
20 g Lanolin
50 ml Maiskeimöl
40 ml Wasser
1 EL Ringelblumentinktur
½ TL Bienenhonig

Das Bienenwachs zusammen mit dem Lanolin in ein Gefäß geben und im Wasserbad so lange erhitzen, bis sich die Substanzen verflüssigen. Anschließend das Maiskeimöl hinzugießen. In einem zweiten Gefäß das Wasser auf 60–65 °C erwärmen, um dann die Ringelblumentinktur und den Honig darin aufzulösen. Anschließend beide Gefäße vom Herd nehmen, die darin befindlichen Inhalte zusammengießen und miteinander verrühren. Sobald die Ringelblumen-Lanolin-Creme auf 40 °C abgekühlt ist, in Plastikdosen oder Keramikgefäße umfüllen.

Mundwasser mit frischen Ringelblumen

Weil das folgende Mundwasser keinen Alkohol und Teebaumöl auch nur in einer sehr geringen Menge als Konservierungsmittel enthält, sollte es möglichst innerhalb einer Woche verbraucht werden.

200 ml möglichst kalkarmes (weiches) Leitungswasser
4–5 Tropfen Teebaumöl, alternativ Eukalyptusöl
4–5 Tropfen Nelkenöl
je 1 kleinen Stängel Salbei und Scharfgarbe
2 frische Ringelblumenblüten ohne Blütenkelch

Das Wasser sowie die anderen Zutaten in ein verschließbares, dunkles Glasgefäß geben und diesen Ansatz in einem Raum bei Zimmertemperatur ca. 2 Tage lang stehen lassen. Anschließend den Ansatz durch ein Haarsieb abgießen und das aufgefangene Mundwasser in eine kleine, verschließbare Glasflasche füllen. Das Mundwasser, das eine sehr gute desinfizierende Wirkung hat, kann ab sofort verwendet werden.

Ringelblumen-Kräuter-Kompresse

Das Wort Kompresse stammt von dem lateinischen »comprime« ab, was zusammendrücken bedeutet. In der Medizin versteht man unter einer Kompresse eine Wundauflage aus einem Stück Mull, Vlies oder auch einem zusammengelegten Tuch. Diese Kompressen dienen sowohl zur Wundabdeckung als auch zur Wundbehandlung, wobei die darin enthaltene Flüssigkeit oder Salbe zur Heilung beitragen soll.

Für 1 Anwendung benötigen Sie:
500 ml Wasser
je 10 g möglichst frische Blüten und/oder Blätter von
Arnika *(Arnica montana)*
Beinwell *(Symphytum officinale)*
Kleinblütiger Königskerze *(Verbascum thapsus)*
Johanniskraut *(Hypericum perforatum)*
Ringelblume *(Calendula officinalis)*

Das Wasser zum Kochen bringen, dann die Kräuter hineingeben und alles 10 Minuten köcheln lassen. Danach den Ansatz vom Herd nehmen und auf Zimmertemperatur abkühlen lassen. Nun den Ansatz durch ein Leinentuch gießen und mit der aufgefangenen Flüssigkeit die Kompresse tränken.

Ringelblumen-Teevariationen
Streng genommen handelt es sich nur dann um einen »Tee«, wenn man die frischen oder getrockneten Blätter des Teestrauchs *(Camellia sinensis)* mit kochendem Wasser übergießt. Werden dagegen beispielsweise Lindenblüten mit heißem Wasser überbrüht, so entsteht ein Aufguss. Landläufig hat es sich jedoch nahezu überall eingebürgert, derartige Aufgüsse ebenfalls Tee zu nennen. Daran will auch dieses Buch nichts ändern. Deshalb werden die nachfolgenden, reinen oder mit Kräutern verfeinerten Ringelblumenaufgüsse als Tee bezeichnet.

Purer Ringelblumentee

1 gehäuften Teelöffel getrocknete oder 3 gehäufte Teelöffel frische Ringelblumen-Zungenblüten mit 250 ml kochendem Wasser übergießen. Die Flüssigkeit 10 Minuten ziehen lassen und anschließend die Zungenblüten mithilfe eines Tee- oder Kaffeesiebes abseihen.

Teemischung bei Hals-Angina und Heiserkeit

je 30 g getrocknete Blüten von:
Bockshornklee *(Trigonella foenum-graecum)*
Schlüsselblume *(Primula veris)*
Schwarzer Holunder *(Sambucus nigra)*
Salbei *(Salvia officinalis)*
Ringelblume *(Calendula officinalis)*

Aus den getrockneten Blüten eine Teemischung herstellen, von der man pro Tasse einen gehäuften Teelöffel voll verwendet. Je nach gewünschter Teemenge die entsprechende Menge der Teemischung in eine Kanne geben und mit kochendem Wasser übergießen. Anschließend 5 Minuten warten, dann den Tee – am besten in kleinen Schlucken – genießen. Bei Hals-Angina und Heiserkeit empfiehlt es sich, täglich 2–4 Tassen davon zu trinken.

Teemischung für Haut und Stoffwechsel

Der Genuss dieser Teemischung fördert sowohl die Stoffwechselaktivität des Körpers als auch die Durchblutung der Haut.
3 Hände voll frische Gänseblümchenblüten *(Bellis perennis)*

3 Hände voll frische Ringelblumenblüten *(Calendula officinalis)*
1 Handvoll frische Stiefmütterchenblätter *(Viola x wittrockiana)*

Die Bestandteile mischen und pro Tasse etwa 1 gehäuften Teelöffel verwenden. Den Teeansatz in eine Kanne füllen, mit heißem Wasser übergießen und anschließend 5 Minuten ziehen lassen.

Tipp: Breimischung mit Ringelblumen
Mit weniger Wasser lässt sich aus dieser Teemischung eine breiige Masse herstellen, die Sie – sobald diese auf ca. 40 °C abgekühlt ist – auf Hautunreinheiten, -ausschläge sowie entzündete Hautbereiche auftragen können. Nach etwa 15–20 Minuten Einwirkzeit den Brei wieder entfernen.
Zur Behandlung von Muskelzerrungen eignet sich dagegen eine mit kaltem Wasser hergestellte Ringelblumen-Breimischung, die man vor dem Auftragen sogar noch für eine halbe Stunde in den Kühlschrank stellen sollte.

Wohlfühltee

Für diese Teemischung benötigen Sie folgende frischen Bestandteile:
40 g junge Brennnesselblätter
40 g Zitronenmelisseblätter
30 g Schafgarbenblätter
10 g Thymian

10 Für fast jedes gesundheitliche Problem lässt sich eine geeignete Teemischung herstellen.

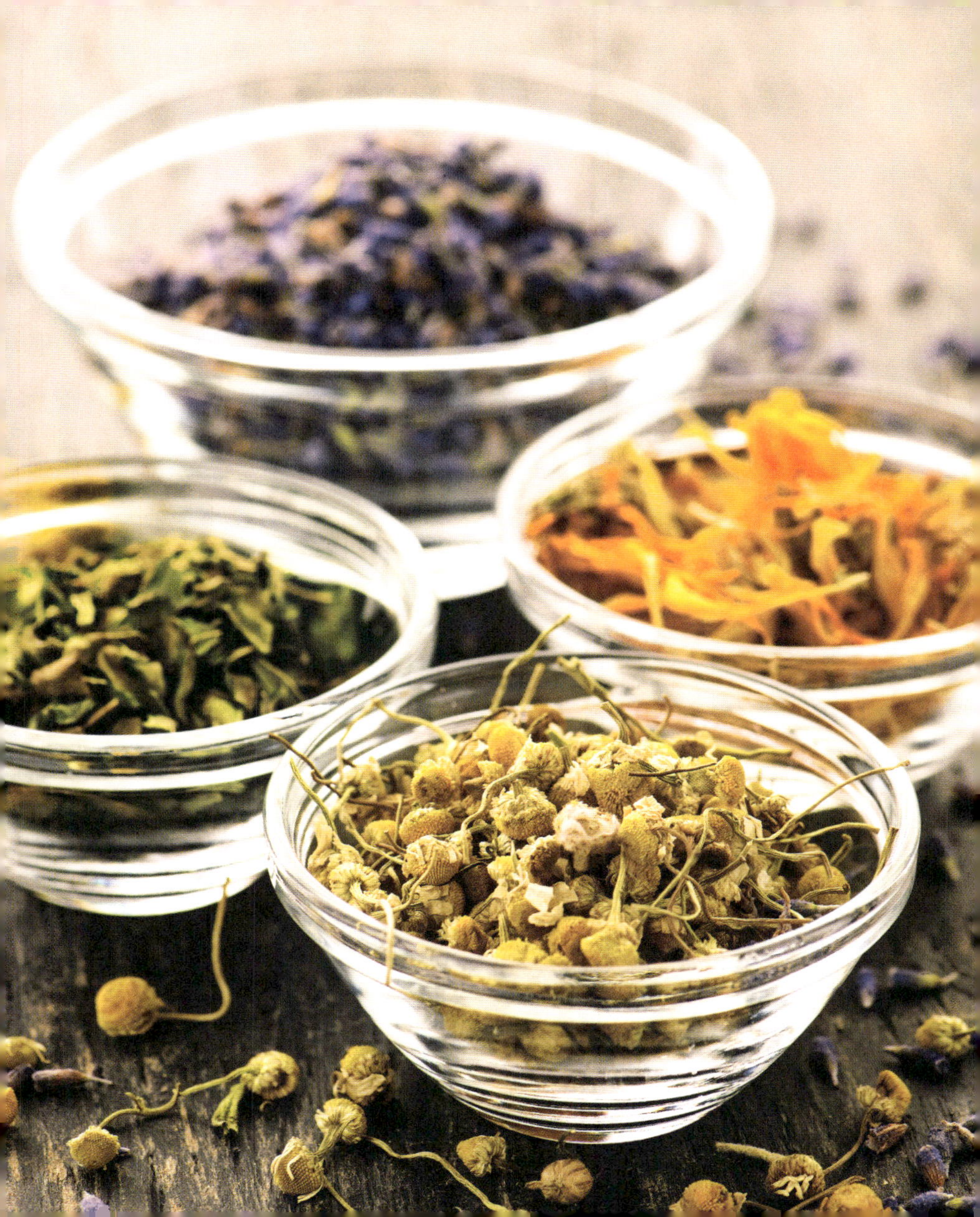

50 g Pfefferminze
40 g Fenchelblätter
40 g Salbei
80 g Ringelblumenblüten

Alle Zutaten miteinander mischen und pro Tasse 1–2 gehäufte Teelöffel verwenden. Die benötigte Menge der Teemischung in eine Kanne füllen, mit heißem Wasser übergießen und anschließend 5 Minuten ziehen lassen.

Anwendungsbereiche für Ringelblume

Akne, Mitesser und Hautunreinheiten
Unter Akne versteht man eine entzündliche Erkrankung der Talgdrüsen der Haut, die sich vor allem in Form von Pusteln, Papeln und Knoten äußert.
In leichteren Fällen kann eine *Breimischung mit Ringelblumen (s. S. 62)* zur Linderung des Krankheitsbildes beitragen. Um die Wirkung dieser Breimischung noch »von innen« her zu unterstützen, können Sie täglich mehrmals ein Tasse von der Teemischung für Haut und Stoffwechsel trinken.

Allergien der Haut
Allergien stellen Abwehrreaktionen des Körpers auf normalerweise unschädliche Umwelteinflüsse dar und äußern sich oftmals in Form von Rötungen oder Nesselbildungen auf der Haut. In vielen Fällen hilft es dann, die erkrankten Hautareale entweder mit einer *Ringelblumensalbe (s. S. 52 ff.)* einzucremen oder die kalte *Ringelblumen-Breimischung (s. S. 62)* aufzubringen.

Aphthen

Bei Aphthen handelt es sich um lokale, von einem entzündeten Randsaum umgebende Schädigungen der Schleimhäute oder des Zahnfleisches, die vor allen in der Mundhöhle, an den Mandeln, auf und unter der Zunge sowie in selteneren Fällen auch am Genitalbereich auftreten. Die Ursachen, die zum Entstehen von Aphthen führen, sind weitgehend unbekannt. Während Sie beim Auftreten von Aphthen im Genitalbereich besser einen Facharzt konsultieren und mit ihm die weitere Behandlung abstimmen sollten, kann man einzelne Aphthen in der Mundhöhle selbst behandeln. Spülen Sie mehrmals täglich Ihren Mund mit *Ringelblumen-Arnika-Tinktur (s. S. 50)* oder mit *Ringelblumentinktur (s. S. 50),* die Sie zuvor im Verhältnis 1:3 bis 1:5 mit Wasser verdünnen sollten. Außerdem hat es sich bewährt, die Aphthen 1- bis 2-mal täglich direkt mit dieser Tinktur zu betupfen, was aber mitunter etwas schmerzhaft sein kann. Ergänzend können Sie das *Mundwasser mit frischen Ringelblumen (s. S. 59)* anwenden.

Arthrose und Arthritis

Arthrosen sind Gelenkerkrankungen, die umgangssprachlich oft als Gelenkverschleiß bezeichnet werden und beispielsweise durch eine übermäßige Belastung oder durch Fehlstellungen der Knochen entstehen können. Dagegen stellt die Arthritis eine Gelenkentzündung dar, die oftmals durch Bakterien- oder Pilzansammlung in den betroffenen Gelenken verursacht wird. Zur Behandlung eignen sich sowohl *Ringelblumensalben (s. S. 52ff.), Ringelblumen-Beinwell-Salbe (s. S. 56), Ringelblumen-Arnika-Tinktur (s. S. 50)* sowie die in Kompressen gefüllte warme *Breimischung mit Ringelblumen (s. S. 62).*

Augenentzündungen

Augenentzündungen sind allgemeine Funktionsstörungen oder Erkrankungen des Auges, die oftmals schmerzhaft sind. In den meisten Fällen sind Bakterien, Zugwind oder winzige ins Auge eingedrungene Fremdkörper (zum Beispiel Staubkörner) die auslösende Ursache. Bei sehr empfindlichen Menschen kann auch das Tragen von Kontaktlinsen eine Augenentzündung hervorrufen. Zu den typischen Symptomen dieser Erkrankung gehören Tränenfluss, geschwollene Bindehäute, Rötungen des Auges sowie verklebte Augenlider.

Zur Therapie eignet sich ein Aufguss aus Ringelblumen: Dazu eine frische Ringelblume (oder einen gehäuften Teelöffel getrocknete Ringelblumen) gründlich waschen, sehr fein zerkleinern und anschließend mit 100 ml kochendem Wasser übergießen. Diesen Aufguss 5 Minuten ziehen lassen und ihn dann durch eine Kaffee- oder Teefiltertüte abgießen. Nach dem Abkühlen des Aufgusses diesen im Verhältnis 1:3 mit destilliertem Wasser verdünnen und anschließend ein Teil davon in eine Augenbadewanne (in der Apotheke erhältlich) geben und das Auge darin baden. Das *Ringelblumen-Augenbad* wirkt nicht nur säubernd und entzündungshemmend, sondern auch schmerzlindernd.

Babypflege

Die Haut von Babys und Kleinkindern ist besonders empfindlich. Um diese sowohl zu schützen als auch zu pflegen, können Sie *Ringelblumensalben* *(s. S. 52ff.)* benutzen. Diese Salben bieten den Vorteil, dass sie frei von chemischen Zusatzstoffen sind und deshalb von der zarten Baby- und Kinderhaut besonders gut vertragen werden.

Bandscheibenbeschwerden

Bandscheibenbeschwerden können durch vielfältige Ursachen ausgelöst werden. Eins haben die Beschwerden aber in den meisten Fällen gemeinsam – sie sind äußerst schmerzhaft. Verständlicherweise suchen die meisten Menschen dann umgehend einen Arzt auf, damit dieser sowohl den Heilungsprozess einleitet als auch die Schmerzen lindert. Ergänzend bietet es sich an, die betreffende Stelle großflächig mit *Ringelblumensalben (s. S. 52ff.)* und/oder *Ringelblumentinktur (s. S. 50)* bzw. *Ringelblumen-Arnika-Tinktur (s. S. 50)* einzureiben.

Blutergüsse (Hämatome)

Ein Hämatom ist ein Blutaustritt ins Körpergewebe, welcher umgangssprachlich zumeist als Bluterguss, Quetschung, blauer Fleck oder Veilchen bezeichnet wird. In den meisten Fällen entstehen Hämatome durch stumpfe äußere Gewalteinwirkung, wie etwa einen Stoß oder Schlag. Oftmals schwillt der betroffene Gewebebereich an und schmerzt mehr oder minder stark. Während der Rückbildung eines Hämatoms verändert sich dessen Färbung oft von rötlich über blauviolett bis grüngelblich.

Gegen Hämatome hilft eine *Ringelblumen-Kräuter-Kompresse (s. S. 59)* sehr gut, die vor dem Auflegen 25 bis 30 Minuten in den Kühlschrank gegeben wurde. Sobald sich die aufgelegte Kompresse durch die Körpertemperatur erwärmt hat, sollte sie möglichst gegen eine neue – frisch aus dem Kühlschrank kommende – ausgetauscht werden.

Brandwunden

Zu den altbewährten Hausmitteln, die den Heilungsprozess von Brandwunden fördern, gehört neben dem Echten Johanniskraut *(Hypericum perforatum)* auch die Ringelblume. Tragen Sie zur Behandlung 3- bis 4-mal täglich eine *Ringelblumensalbe (s. S. 52 ff.)* auf die Brandwunde auf.

Durchfall

Unter Durchfall, auch Diarrhoe genannt, versteht man die häufige, oftmals verhältnismäßig »spontane« Abgabe von mehr oder weniger flüssigem Stuhl. Je nach Häufigkeit der Entleerungen kann es dabei zu einem hohen Wasser- und Elektrolytverlust kommen. Man unterscheidet zwischen chronischem und akutem Durchfall. Letzterer wird zumeist durch eine Infektion oder eine Lebensmittel- bzw. Medikamentenunverträglichkeit hervorgerufen und klingt gewöhnlich nach wenigen Tagen von allein ab. Um den Darm dabei zu unterstützen, können Sie in diesem Fall täglich 2–4 Tassen *puren Ringelblumentee (s. S. 61)* trinken. Dauert ein Durchfall länger als 10 Tage, ist es äußerst ratsam, einen Arzt zu konsultieren, denn dann sind oftmals chronische Erkrankungen des Verdauungstraktes oder Tumore die Auslöser.

Fersenrisse

Vor allem ältere Menschen kennen dieses Problem: Infolge einer sehr starken Hornhautbildung an der Ferse entstehen irgendwann Risse, die beim Laufen oftmals schmerzen. Damit diese Risse abheilen, cremt man die Ferse mehrmals täglich mit *Ringelblumensalbe (s. S. 52 ff.)* ein.

Fersenriss-Prophylaxe
Man muss es gar nicht erst so weit kommen lassen, dass sich an der Ferse eine starke Hornhautschicht bildet, in welcher dann später Risse entstehen. Sie können die Erkrankung leicht vermeiden, indem Sie Ihre Fersen mindestens alle 2–3 Tage mit Ringelblumensalbe eincremen.

Fieber
Fälschlicherweise wird Fieber landläufig oft noch als eine eigenständige Krankheit angesehen. Tatsächlich stellt Fieber aber nur eine Reaktion des Körpers auf eine sich entwickelnde bzw. bereits ausgebrochene Krankheit dar, deren Ursachen sehr vielfältig sein können. Deshalb muss neben einer Absenkung des Fiebers immer das Hauptaugenmerk darauf gelegt werden, die zugrunde liegende Erkrankung zu erkennen, welche die Fieberreaktion hervorgerufen hat.
In der Naturmedizin gibt es eine ganze Reihe fiebersenkender Mittel und eins davon ist die Ringelblume, die in diesem Fall als *purer Ringelblumentee* *(s. S. 61)* zubereitet werden sollten. Weil dieser Tee so gut wie keine Nebenwirkungen verursacht, können Patienten im Laufe des Tages davon mehrere Tassen trinken.

Gerstenkorn (Hordeolum)
Die Bezeichnung dieses Krankheitsbildes leitet sich von dem lateinischen Begriff »hordeum« = Gerste ab. In der Umgangssprache wird es praktisch nur als Gerstenkorn bezeichnet. Es handelt sich um eine eitrige Entzündung der Drüsen der Augenlider. Es gibt zwei Formen: das Hordeolum internum und das Hordeolum externum. Sie unterscheiden sich dadurch, dass beim Hordeolum externum ein Eiterdurchbruch von innen nach außen erfolgt und das Gerstenkorn somit an der Lidaußenseite erscheint. Dagegen nimmt der Eiterdurchbruch beim Hordeolum internum, bei dem die Innenkante des Lidrandes betroffen ist, den umgekehrten Weg.

In der Mehrzahl der Fälle werden Hordeolum-Erkrankungen durch Bakterien, ganz konkret durch *Staphylococcus aureus,* verursacht. Es kommt dann zu einer Rötung und einem Anschwellen des betroffenen Lidbereichs. Beim Hordeolum internum kann sich außerdem im fortgeschrittenen Stadium der Lidrand vorwölben.

Beim Auftreten eines Gerstenkorns empfiehlt es sich, einen Arzt aufzusuchen und mit ihm die weitere Behandlung, insbesondere die Anwendung von *Ringelblumensalben (s. S. 52ff.),* abzustimmen.

Bei Gerstenkorn auf gute Handhygiene achten
Weil die Hordeolum-Erreger leicht übertragbar sind, sollte man nicht nur jede überflüssige Berührung des betroffenen Lidbereichs vermeiden, sondern sich danach auch jedes Mal gründlich die Hände waschen und desinfizieren.

Gicht

Bei der häufig in Schüben auftretenden Gicht handelt es sich um eine Erkrankung des Purin-Stoffwechsels. Dabei werden Harnsäurekristalle in den Gelenken sowie in den knochengelenksnahen Geweben abgelagert. Dadurch kommt es bereits nach relativ kurzer Zeit zu dauerhaften Schädigungen an den Gelenken. Langfristig kommt es ebenfalls zu Schädigungen an den Nieren, die bis zum völligen Nierenversagen führen können. Schon aus diesem Grund ist es unbedingt notwendig, sich bei Gicht in ärztliche Behandlung zu begeben. In den meisten Fällen wird der Arzt jedoch keine Einwände haben, wenn seine Behandlung zusätzlich unterstützt wird, indem man die schmerzenden Gelenke mehrmals täglich mit *Ringelblumentinktur (s. S. 50)* oder *Ringelblumen-Arnika-Tinktur (s. S. 50)* einreibt und gelegentliche Ringelblumen-Teil- oder -Vollbäder (Anleitung zum Bad siehe *Muskelzerrungen und Muskelkater auf S. 74 f.)* nimmt.

Hämorrhoidalleiden

Umgangssprachlich werden Hämorrhoidalleiden fast nur als Hämorrhoiden bezeichnet. Es handelt sich dabei um mehr oder weniger stark vergrößerte arteriovenöse Gefäßpolster an Enddarm und After.

Weil das Auftreten von Hämorrhoiden sehr vielfältige Ursachen haben kann, sollte man nicht nur eine bloße Behandlung der Symptome dieser Erkrankung vornehmen. Mindestens genauso wichtig ist, es einen Arzt zu konsultieren, um die Ursache zu ermitteln und diese anschließend möglichst wirksam zu bekämpfen. In unserer heutigen Zeit werden Hämorrhoidalleiden oftmals durch häufiges Sitzen und allgemeine Bewegungsarmut hervorgerufen oder zumindest begünstigt. Ebenso erweisen sich chronische Darmverstopfung und Leberschrumpfung relativ häufig als auslösende Faktoren für diese Erkrankung. Als Mittel der Wahl haben sich neben dem Auftragen von *Ringelblumentinktur* *(s. S. 50)* und *Ringelblumen-Beinwell-Salbe* *(s. S. 56)* auch warme Ringelblumen-Sitzbäder bewährt. Diese bereitet man genauso wie ein *Ringelblumen-Vollbad* *(s. S. 75)* zu, nur dass dafür lediglich ein Drittel des flüssigen Ansatzes benötigt wird.

Hautnervenreizungen
Bei überempfindlichen Hautnerven kann es zu dem sogenannten »Ameisenlaufen« kommen, also einem Kribbelgefühl auf und unter der Haut. Waschen Sie die betroffene Stelle mit kaltem Salzwasser ab und massieren sie anschließend mit *Ringelblumenölauszug* *(s. S. 48)*.

Husten und Reizhusten
Beim Husten handelt es sich in den meisten Fällen um keine eigenständige Erkrankung, sondern um ein Symptom, das vor allem bei Erkältungen und Bronchitis auftritt. Eine häufige Begleiterscheinung des »normalen« Hustens ist der Auswurf von Schleim, während Reizhusten eine trockene Form (ohne Auswurf von Bronchialschleim) darstellt, die hauptsächlich im frühen Erkältungsstadium, bei Allergien und bei Unverträglichkeit von Arzneimitteln vorkommt.
Zur Behandlung beider Hustenarten eignen sich unter anderem auch warme *Ringelblumen-Umschläge:* Zu diesem Zweck zunächst eine Handvoll Ringelblumenblüten mit 250 ml kochendem Wasser überbrühen. Anschließend den entstandenen Aufguss 5 Minuten ziehen lassen. Danach diesen durch ein Haarsieb abgießen und mit der aufgefangenen Flüssigkeit ein

Leinen- oder Baumwolltuch tränken. Dieses Tuch so heiß wie möglich auf die Brust legen. Sobald der Patient das Tuch als kühl empfindet, wird es entfernt.

Insektenstiche
Falls der Stich von einer Biene oder Wespe herrührt und sich deren Stachel noch in der Wunde befindet, muss dieser zunächst vorsichtig mit einer Pinzette entfernt werden. Anschließend bricht man ein Stück vom Stängel einer *frischen* Ringelblume ab, drückt den Zellsaft heraus und verreibt diesen auf der Einstichstelle. Der Zellsaft der Ringelblume wirkt dabei nicht nur desinfizierend, sondern verhindert auch eine stärkere Schwellung und lindert außerdem den Schmerz sowie den Juckreiz.

Krampfadern und Venenentzündungen
Bei Krampfadern handelt es sich um knotig verdickte Venen, also der Blutgefäße, welche das Blut zum Herz hin transportieren. Krampfadern, in der Medizin als Varikosen bezeichnet, können durch genetisch bedingte Venenwandschwächen oder durch kleine Blutgerinnsel (Thromben) in den tiefer liegenden Beinvenen hervorgerufen werden.
Eine Venenentzündung ist dagegen eine Erkrankung der Venenwände. Die häufigsten Auslöser für eine Venenentzündung sind Keime, die infolge von Verletzungen, Insektenstichen oder mit Injektionskanülen zur Venenwand gelangen. Außerdem kann eine Venenentzündung sekundär auftreten, wenn das Immunsystem des Körpers bereits durch andere Krankheiten, beispielsweise Tuberkulose, geschwächt ist.
Als Mittel gegen Krampfadern und Venenentzündungen eignet sich *Ringel-*

blumen-Beinwell-Salbe (s. S. 56) hervorragend. Cremen Sie die betroffenen Stellen 1- bis 2-mal täglich damit ein.

Mandelentzündung
Die Mandelentzündung, in der medizinischen Fachsprache als Angina tonsillaris bezeichnet, wird zumeist durch Bakterien, in selteneren Fällen aber auch durch Viren hervorgerufen. Diese können immer dann in die Schleimhäute des Rachenraums eindringen, wenn das körpereigene Immunsystem zeitweilig nicht in der Lage ist, genügend Abwehrstoffe bereitzustellen. Einmal eingedrungen, vermehren sich die Erreger nahezu explosionsartig und rufen die charakteristischen Symptome einer Mandelentzündung, wie stark gerötete Gaumenmandeln, Halsschmerzen und Schluckbeschwerden, hervor. Zusätzlich können noch grippale Symptome auftreten, die sich vor allem als allgemeines Mattigkeitsgefühl, Müdigkeit, Husten, Schnupfen, Heiserkeit, Appetitlosigkeit, Fieber sowie Kopf- und Gliederschmerzen äußern.
Als Mittel empfiehlt sich hier die *Teemischung bei Hals-Angina und Heiserkeit (s. S. 61)*. Diese kann auch mehrmals täglich zum Gurgeln verwendet werden.
Unterstützend kann das *Mundwasser mit frischen Ringelblumen (s. S. 59)* angewendet werden, weil es eine sehr gute desinfizierende Wirkung aufweist.

Muskelzerrungen und Muskelkater
Bei der medizinisch als Distension bezeichneten Muskelzerrung handelt es sich um eine unphysiologisch abgelaufene Muskeldehnung, bei der aber kein Gewebeschaden aufgetreten ist. Wird eine solche Dehnung ignoriert, kann es allerdings im ungünstigsten Fall zu einem Muskelfaserriss kommen.

Dagegen bezeichnet man als Muskelkater Schmerzen, die nach körperlicher Anstrengung bzw. ungewohnten Belastungen in den Muskeln entstehen. Früher dachte man, dass die Ursache des Muskelkaters und damit der auftretenden Schmerzen eine übermäßige Ansammlung von Milchsäure in den Muskeln sei. Inzwischen gilt diese Aussage als überholt. Gegenwärtig geht man davon aus, dass durch die Überanstrengung winzige Risse im Muskelgewebe entstehen. Durch diese Risse dringt Wasser in den Muskel ein und bildet dort Ödeme, die zwar nur mit extrem hochleistungsstarken Mikroskopen feststellbar sind, aber trotzdem schmerzen.

Bei Muskelzerrungen helfen eiskalte *Ringelblumen-Kräuter-Kompressen (s. S. 59)* sehr gut, die vor dem Auflegen 25 bis 30 Minuten in den Kühlschrank gegeben werden.

Um Muskelkater zu lindern, der auch ohne Behandlung zumeist nach 2–4 Tagen wieder abklingt, und somit wieder mehr Fitness zu gewinnen, empfiehlt es sich, die betroffenen Körperregionen 2- bis 3-mal täglich mit *Ringelblumensalbe (s. S. 52 ff.)* oder einer *Ringelblumencreme (s. S. 56 ff.)* zu behandeln. Außerdem können Sie ein *Ringelblumen-Vollbad* nehmen: Zu diesem Zweck einen 5-Liter-Eimer locker mit frischen Ringelblumen (statt der frischen kann man auch 250–300 g getrocknete Ringelblumen verwenden), die zuvor grob zerschnitten wurden, füllen, randvoll mit Wasser aufgießen und 24 Stunden stehen lassen. Dann den Ansatz auf eine Temperatur von 95 °C erhitzen und zu dem bereits in die Badewanne eingelassenen Badewasser hinzugeben. Das folgende Bad sollte 20 bis 30 Minuten dauern. Nach dem Verlassen der Wanne hat es sich bewährt, auf ein Abtrocknen zu verzichten. Stattdessen sollte man sich in ein Bettlaken einwickeln und sich etwa eine Stunde lang hinlegen und das Bad nachwirken lassen.

Nagelbettentzündungen

Eine Entzündung des Nagelbetts, auch als Paronychie bezeichnet, entsteht zumeist infolge einer Verletzung des Nagelhäutchens. Durch diese Verletzung können Bakterien und andere Keime in die Wunde eindringen, sodass oft entzündliche Schwellungen auftreten, die mitunter auch eitern.

Zur Behandlung 1–2 Liter *puren Ringelblumentee (s. S. 61)* zubereiten. Sobald dieser auf 35–40 °C abgekühlt ist, den betroffenen Finger bzw. die betroffene Zehe 10–15 Minuten darin baden. Anschließend den Finger/die Zehe nicht abfrottieren, sondern an der Luft trocknen lassen und anschließend entweder einige Tropfen *Ringelblumenölauszug (s. S. 48)* darauf träufeln oder vorsichtig *Ringelblumensalbe (s. S. 52ff.)* auftragen.

Kompresse statt Bad

Anstatt den betroffenen Finger/die betroffene Zehe zu baden, ist es auch möglich, eine Kompresse mit warmem Ringelblumenbrei aufzulegen. Die Zubereitung erfolgt auf die gleiche Weise wie bei der *Breimischung mit Ringelblumen (s. S. 62)*. Sie sollte ebenfalls mindestens 10–15 Minuten einwirken.

Offenes Bein (Ulcus cruris)

Landläufig wird das Ulcus cruris auch als »offenes Bein« bezeichnet. Es handelt sich dabei um eine im Normalfall nicht blutende, jedoch oftmals nässende Wunde, die über längere Zeit nicht zuheilt. Typisch für diese Erkrankung sind außerdem ein teilweiser Verlust der Gewebesubstanz und durch

Bakterien hervorgerufene Entzündungsanzeichen, wodurch zumeist auch Schmerzen auftreten. Häufig tritt das Ulcus cruris am Unterschenkel, in der Nähe des oberen Sprunggelenkes auf.
Auslöser für die Entstehung eines Ulcus cruris sind oftmals arterielle Durchblutungsstörungen oder kleine Verletzungen, die von den Betroffenen anfangs nicht selten als Bagatellen angesehen werden.
Obwohl nicht immer eine komplette Heilung des Ulcus cruris möglich ist, bestehen jedoch durch regelmäßiges Auftragen von *Ringelblumensalbe* *(s. S. 52ff.)* zumindest gute Chancen auf eine Linderung dieser Erkrankung.

Sehnenscheidenentzündung
Bei dieser wissenschaftlich als Tendovaginitis oder Peritendinitis bezeichneten Krankheit handelt es sich um einen entzündlichen Prozess an den Sehnenscheiden, der vorwiegend im Bereich des Handgelenks und des am Fuß befindlichen Sprunggelenks auftritt.
Eine Sehnenscheidenentzündung kann sowohl durch nichtinfektiöse als auch infektiöse Ursachen ausgelöst werden. Nichtinfektiöse Ursachen sind vor allem Überbeanspruchungen, wie sie gelegentlich im Sport vorkommen, und extreme Dauerbelastungen bei körperlicher Schwerstarbeit.
Infektiöse Sehnenscheidenentzündungen rühren zumeist von Bakterien oder sonstigen Mikrokeimen her, die durch eine Wunde in den Körper eindringen konnten.
Für Sehnenscheidenentzündungen sind Druckschmerzen entlang der Sehnen sowie der dazugehörigen Muskeln typisch. Außerdem können Rötungen und lokale Erwärmungen als Zeichen einer Entzündung entstehen. In akuten Fällen treten auch oft Dauerschmerzen auf.

Bei einer Sehnenscheidenentzündung sollte der betroffene Körperbereich weitgehend ruhiggestellt werden. Zur Behandlung eignen sich *Ringelblumentinktur (s. S. 50), Ringelblumensalbe (s. S. 52ff.)* und/oder *Ringelblumen-Beinwell-Salbe (s. S. 56)*. Die Heilmittel mehrmals täglich aufgetragen.

Trockene Haut

Trockene, sich rau, schuppig und rissig anfühlende Haut tritt häufiger auf, als oft angenommen wird. Manchmal glänzen die betroffenen Hautbereiche auch oder sind gerötet. Weitere charakteristische Symptome für trockene Haut sind Juckreiz und ein Gefühl, als wäre die Haut sehr straff gespannt. Die Ursachen für trockene Haut, die zu Entzündungen neigt, können vielfältig sein. So haben manche Menschen von Natur aus eine relativ trockene Haut. Man spricht dann auch von anlagebedingter Hauttrockenheit. Eine andere Ursache besteht darin, dass die Haut ab einem Alter von 40 bis 45 Jahren zunehmend Flüssigkeit verliert, die sie nicht mehr in vollem Umfang kompensieren kann. Manchmal erweist sich eine auftretende Trockenheit aber auch als ein Indiz für eine Mangelerscheinung bzw. eine Unterversorgung des Körpers mit Vitamin A und/oder dem Vitamin-B-Komplex. Ebenso besteht die Möglichkeit, dass die Haut infolge von falscher Pflege, zum Beispiel bei zu langem oder heißem Duschen, austrocknet. Darüber hinaus entzieht auch trockenes, windiges Wetter oder winterliche Heizungsluft der Haut schnell viel Feuchtigkeit.

Wenn sich Ihre Haut dauerhaft oder häufig trocken anfühlt und gleichzeitig die eingangs genannten Symptome aufweist, sollten Sie das nicht auf die leichte Schulter nehmen. Unbehandelt können sich daraus nämlich Neurodermitis und/oder Ekzeme entwickeln, die nur langsam wieder abheilen.

Damit es gar nicht erst zur trockenen Haut kommt oder um diese zu behandeln, eignen sich *Ringelblumen-Lanolin-Creme (s. S. 57), Ringelblumen-Tegomuls-Creme (s. S. 56)* und *Ringelblumensalbe (s. S. 52 ff.)* sehr gut. Diese Cremes und Salben bewirken nicht nur, dass die Haut ihre Geschmeidigkeit zurückerhält, sondern sie verhindern zumeist auch, dass Entzündungen entstehen.
Wenn die Haut infolge von Klimaeinflüssen zu trocken geworden ist, sind in vielen Fällen auch die Lippen mit betroffen und werden rissig. Dann hat sich *Lippenbalsam (s. S. 51)* als ein probates Heilmittel erwiesen.

Vorbeugende Wirkungen von purem Ringelblumentee und Wohlfühltee
Sowohl *purer Ringelblumentee (s. S. 61)* als auch der gut schmeckende *Wohlfühltee (s. S. 62)*
wirken prophylaktisch gegen Arteriosklerose,
stimulieren die Gallensaftsekretion,
lindern Völlegefühle im Verdauungstrakt,
beschleunigen den Heilungsprozess von Wunden,
senken die Blutfettwerte,
lindern Menstruationsbeschwerden
und tragen zur Reinigung des Blutes bei.

Wundbehandlung
Zur Desinfektion von eiternden sowie schlecht verheilenden Wunden eignet sich ein *Ringelblumenblüten-Aufguss:* Dazu eine Handvoll Ringelblumenblüten mit 250 ml kochendem Wasser überbrühen. Anschließend den entstandenen Aufguss 5 Minuten ziehen lassen, dann durch eine Kaffeefiltertüte abgießen und auf 30–35 °C abkühlen lassen.

Soll die Wunde erst gereinigt werden, träufelt man 100 ml dieses Ringelblumenblüten-Aufgusses darüber. Ansonsten ist es ratsam, in der Flüssigkeit eine sterile Kompresse zu tränken und diese auf die Wunde zu legen, wo sie mindestens 4–5 Stunden verbleiben sollte.

Echte Kamille – die Allrounderin

Bis in unsere heutige Zeit hat die Echte Kamille nichts von ihrer Popularität als klassisches Heilmittel in der Hausapotheke verloren. Doch damit nicht genug: Diese Pflanze fungiert ebenfalls seit Jahrzehnten als ein sehr häufig verwendeter Ausgangsstoff in der modernen Pharmazie, wo die Extrakte der Kamille Bestandteil zahlreicher Medikamente sind. Menschen, die auf Korbblütler allergisch reagieren, sollten allerdings auf die Verwendung von Kamille und daraus hergestellten Produkten verzichten.

Heilrezepturen mit Echter Kamille

Kamillenblütensalben

Variante 1: Kamillenblütensalbe aus Schweineschmalz

250 g Schweineschmalz
50 g frische Kamillenblüten

Das Schweineschmalz in einem kleinen Topf so lange erhitzen, bis es sich verflüssigt hat. Dann die unzerkleinerten Blütenköpfe hineingeben und das Ganze etwa 25–30 Minuten köcheln lassen. Danach den Topf vom Herd neh-

11 Die Kamille gilt als echter Tausendsassa unter den Heilpflanzen.

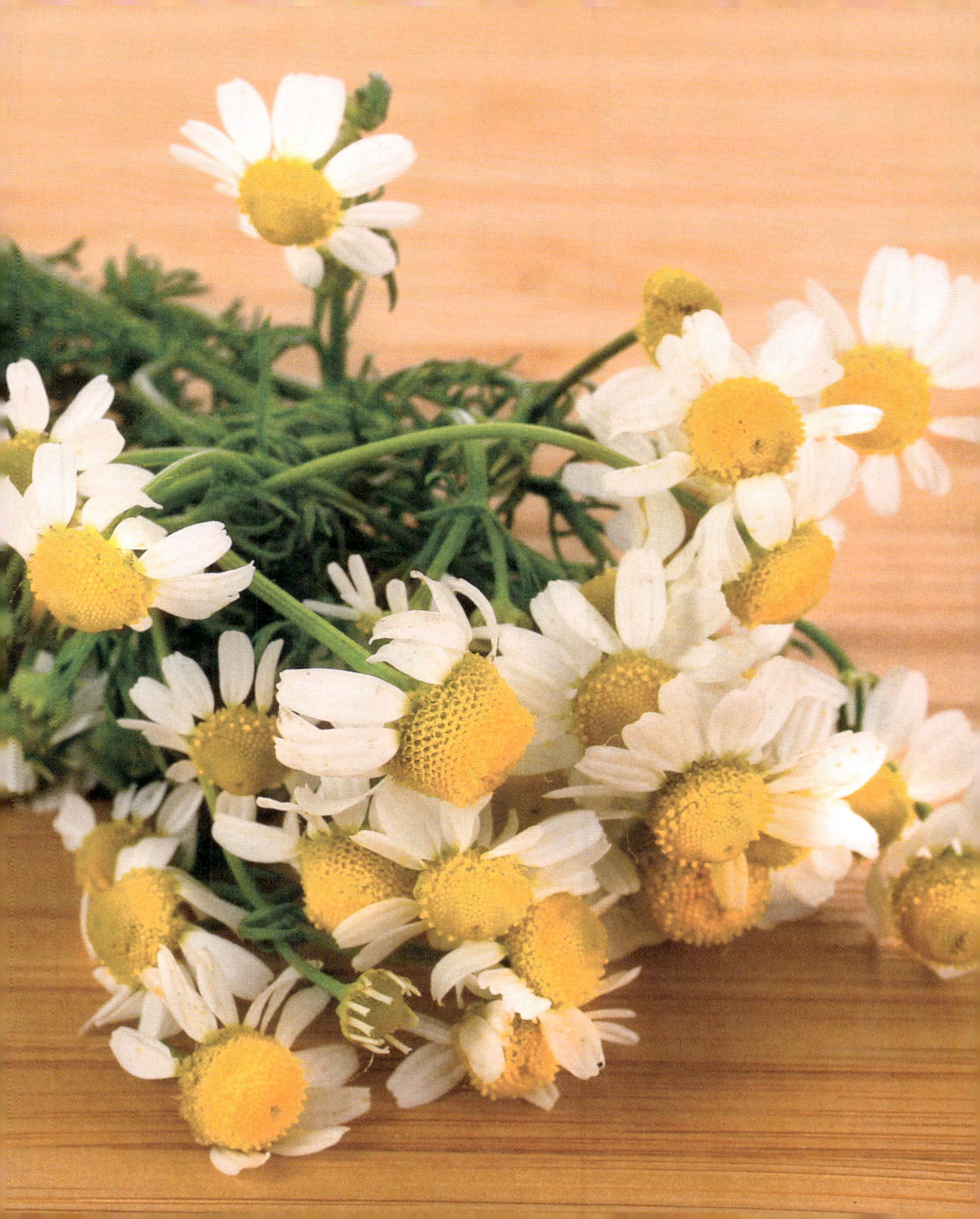

men und samt Inhalt für 24 Stunden in einen kühlen Raum stellen. Anschließend den Salbenansatz erneut erhitzen. Sobald sich dieser verflüssigt hat, ihn durch ein feines Haarsieb abgießen, um so die Blütenköpfe herauszufiltern. Die aufgefangene, noch flüssige Salbe in kleine Keramikgefäße füllen. Damit sich die Salbe schnell verfestigen kann, die Gefäße zunächst in einen kühlen Raum stellen. Am nächsten Tag ist es ratsam, zumindest den Teil der Salbe, der längerfristig aufbewahrt werden soll, im Kühlschrank zu deponieren. Sie hält sich etwa 3 Monate.

Variante 2: Kamillenblütensalbe aus Öl und Bienenwachs

200 ml Sonnenblumen- oder Olivenöl
50 g frische Kamillenblüten
50 g Bienenwachs
½ TL Propolistinktur (aus der Apotheke; Propolis, auch Bienenharz, -leim oder -kitt genannt, ist eine harzähnliche von Bienen produzierte Masse mit antibakterieller und antiviraler Wirkung)

Das Öl zusammen mit den Kamillenblüten bis zum Sieden erhitzen. Danach den Ansatz vom Herd nehmen und ihn in den folgenden 24 Stunden erkalten lassen. Am nächsten Tag den Ansatz auf ca. 50 °C erhitzen und anschließend durch ein Leinentuch gießen, um so die Blütenbestandteile abzufiltern. In das aufgefangene Öl das Bienenwachs und die Propolistinktur hineingeben und das Ganze unter ständigem Rühren so lange erhitzen, bis sich alle Bestandteile verflüssigt haben. Nun die flüssige Salbe zum Erkalten und Verfestigen in Keramikgefäße füllen. Kühl gelagert, hält sich diese Salbe etwa ein Jahr.

Purer Kamillentee

Pro Tasse benötigen Sie:
1 leicht gehäuften TL frische oder getrocknete Kamillenblüten
150 ml kochendes Wasser

Je nach gewünschter Menge an Kamillentee die entsprechende Menge an Blüten in eine Kanne geben und mit kochendem Wasser übergießen. Anschließend den Tee 2–3 Minuten ziehen lassen, dann durch ein Sieb abgießen – und genießen.

Kamillenteemischung gegen Blähungen

15 g frische Kamillenblüten
15 g zerkleinerte Fenchelknollen
15 g zerstoßene Kümmelkörner
2 g zerkleinerte Baldrianwurzel
10 g frische Melisse

2 gehäufte Teelöffel der Mischung in eine Teekanne füllen und mit 250 ml kochendem Wasser überbrühen. Den Tee 5 Minuten ziehen lassen und anschließend abseihen.

Kamillenteemischung gegen Durchfall

25g frische Kamillenblüten
30 g frisches Thymiankraut
30 g frische Pfefferminze
10 g frische Salbeiblätter

Die Zubereitung erfolgt in der gleichen Weise wie bei der *Kamillenteemischung gegen Blähungen (s. o.).*

Kamillenteemischung gegen empfindlichen Magen

20 g frische Kamillenblüten
10 g frisches Tausendgüldenkraut
25 g zerstoßene Kümmelkörner
20 g frische Pfefferminze

Die Zubereitung erfolgt in der gleichen Weise wie bei der *Kamillenteemischung gegen Blähungen (s. S. 83).*

Kamillenölauszug

2 Hände voll frische oder getrocknete Kamillenblüten
ca. 250–300 ml Oliven- oder Sonnenblumenöl
12 Tropfen Antiranz (verhindert schnelles Ranzigwerden)

Der Kamillenölauszug wird auf die gleiche Weise hergestellt wie der *Ringelblumenölauszug (s. S. 48).* Bei kühler Lagerung hält er sich ebenfalls 3 Monate.

Kamillentinktur

1 gehäufte Handvoll frische Kamillenblüten
ca. 300–350 ml Doppelkorn oder Wodka

Die Blüten in ein Schraubglas geben und mit dem Doppelkorn bzw. dem Wodka übergießen. Danach das Glas verschließen und für 2–3 Wochen bei

Zimmertemperatur in einen dunklen Raum stellen. Während dieser Zeit nimmt die Flüssigkeit allmählich eine gelbliche Färbung an. Danach, um die Blütenbestandteile abzufiltern, den Ansatz durch ein sauberes Leinentuch oder durch eine Kaffeefiltertüte abgießen. Die dabei gewonnene Tinktur in eine dunkelbraune oder dunkelgrüne Flasche füllen und diese in einem dunklen, kühlen Raum aufbewahren. Innerhalb von 3 Monaten verbrauchen.

Kamillenkissen

ca. 50 x 20 cm dünner Baumwollstoff
Band zum Verschließen des Kissens
150 g getrocknete Kamillenblüten

Aus dem Stoff einen rechteckigen Beutel mit den Maßen 25 x 20 cm nähen. In diesen Beutel etwa 150 g getrocknete Kamillenblüten füllen und mit dem Band verschließen. Spätestens nach einem Jahr – bzw. wenn der von dem Kissen verströmte Duft schon vorher verloren geht, auch schon eher – müssen die getrockneten Blüten gegen neue ausgetauscht werden. Ebenso muss das Kissen mit neuen Blüten befüllt werden, wenn die Kamillenblüten einmal feucht geworden sind.

Anwendungsbereiche für Echte Kamille

Abszess (oberflächlicher)

Unter einem Abszess versteht man eine Eiteransammlung in einem zuvor nicht vorhandenen, sondern erst im Rahmen dieser Erkrankung entstandenen Gewebehohlraum. Der darin befindliche Eiter besteht vornehmlich aus Immunzellen, den Resten von Gewebezellen und Bakterien. Das unmittelbar an den Abszess grenzende Gewebe zeigt Entzündungssymptome und schmerzt fast immer. Außerdem treten bei Abszessen häufig Fieber und Schüttelfrost auf.

Abszesse können sich sowohl in der Haut und den unmittelbar darunter befindlichen Geweben als auch tief im Körper, beispielsweise in der Leber oder im Gehirn, bilden.

Oberflächliche Abszesse kann man nach vorheriger Absprache mit dem behandelnden Arzt mehrmals täglich mit *Kamillensalbe* *(s. S. 80f.)* eincremen.

Blähungen

Die Ursache für die wissenschaftlich als Meteorismus bezeichneten Blähungen ist ein Überschuss an Luft im Darmtrakt. Gewöhnlich äußern sich Blähungen in einem schmerzhaft aufgetriebenen Bauch oder dem verstärkten Abgang von Darmwinden (Flatulenz).

Blähungen werden oftmals durch Ernährungsfehler, z.B. durch die Aufnahme von zu viel zellulosereicher Nahrung, aber auch durch einen sogenannten Reizdarm ausgelöst. Letzterer entsteht häufig durch zu schnelles, hastiges Essen und Trinken. Dabei wird eine große Menge an Luft mitgeschluckt, die der Darm nur teilweise resorbieren kann.

Die *Kamillenteemischung gegen Blähungen (s. S. 83)* reduziert nicht nur die Blähungen, sondern trägt auch zur Beruhigung eines Reizdarms bei. Von diesem Tee sollte man täglich 3–5 Tassen ungesüßt trinken.

Blähungen bei Babys und Kleinkindern
Kleinkindern und Säuglingen kann man bei auftretenden Blähungen ein zuvor auf Körpertemperatur erwärmtes Kamillenkissen auf den Bauch (direkt auf die Haut) legen.

Bronchitis
Eine Bronchitis ist eine Entzündung der größeren Atemwege in den Lungen, die im medizinischen Sprachgebrauch als Bronchien bezeichnet werden. Zu den typischen Symptomen einer Bronchitis gehören stechend schmerzender Husten, röchelnde bis rasselnde Atemgeräusche, starke Schleimproduktion, Mattigkeit und Fieber.
Durch Kamillenblüten-Dampfbäder lässt sich der Heilungsprozess nicht nur beschleunigen, sondern auch die Schmerzintensität des stechenden Hustens lindern.
Die Grundrezeptur für ein *Kamillenblüten-Dampfbad* ist im Grunde die gleiche wie für *puren Kamillentee (s. S. 83).* Lediglich die Menge der Kamillenblüten wird erhöht (auf 200 ml Wasser gibt man 1 gehäuften Esslöffel Blüten). Den Kopf über die Schüssel mit dem frisch aufgebrühten Kamillentee beugen und ein Handtuch so über den Kopf legen, dass möglichst wenig Dampf entweicht.

In den folgenden 3–5 Minuten versucht man, mit tiefen Atemzügen möglichst viel von den wohltuenden Kamillendämpfen in die Bronchien zu transportieren.
Als ergänzende Therapie haben sich Präparate bewährt, welche die Substanzen/Extrakte von Rotem Sonnenhut enthalten (siehe hierzu den Abschnitt Erkältungskrankheiten im Kapitel über die Anwendungsbereiche von Rotem Sonnenhut auf S. 136).

Durchfall
Eine allgemeine Erläuterung zum Thema Durchfall finden Sie im entsprechenden Abschnitt im Kapitel über die Anwendungsbereiche der Ringelblume auf S. 68.
Um das Abklingen dieser Erkrankung zu fördern, eignet sich die *Kamillenteemischung gegen Durchfall (s. S. 83)* besonders gut. Von diesem Tee sollten täglich 3–5 Tassen ungesüßt getrunken werden. Um den Elektrolythaushalt des Körpers im Gleichgewicht zu halten, können Sie jeder Tasse Tee eine Messerspitze Kochsalz hinzufügen.

Ekzem
Dieser Begriff leitet sich von dem altgriechischen Wort »ekzema« = Aufgegangenes ab und beschreibt eine Hauterkrankung, die umgangssprachlich auch als Juckflechte bezeichnet wird. Ekzeme treten vor allem als Hautrötungen, Bläschenbildungen und nässende Hautstellen in Erscheinung.
Zur Behandlung hat sich *Kamillensalbe (s. S. 80f.)*, die mehrmals täglich aufgetragen wird, als ein sehr geeignetes Mittel erwiesen.

Entzündungen des Mund-, Rachen- und Halsraums

Zu diesen Erkrankungen zählen Aphthen und Mandelentzündung (allgemeine Erklärungen zu diesen beiden Krankheitsbildern finden Sie in den entsprechenden Abschnitten des Kapitels Anwendungsbereiche der Ringelblume auf S. 65 u. 74).

Zur Behandlung derartiger Entzündungen sollte mehrmals täglich eine Mundspülung mit handwarmem *puren Kamillentee (s. S. 83)* erfolgen. Dabei hat es sich bewährt, die Rezeptur des Tees dahingehend zu verändern, dass man pro 150 ml Wasser 3 Teelöffel Kamillenblüten verwendet. Im Mundraum können Sie ergänzend die entzündeten Bereiche mit Kamillentinktur betupfen.

Entzündungen der Zahnfleischränder

Im Unterschied zur Parodontose sind bei dieser Erkrankung, die wissenschaftlich als Gingivitis bezeichnet wird, nicht die tiefer gelegenen Zahnhaltestrukturen, sondern nur die Zahnfleischrandbereiche betroffen. Allerdings kann sich eine unbehandelte Gingivitis im Laufe der Zeit zu einer Parodontose entwickeln.

Gingivitis äußert sich unter anderem darin, dass das fast immer gerötete Zahnfleisch bereits nach leichtem Druck zu bluten beginnt. Außerdem können ödemartige Schwellungen auftreten, während Schmerzen für dieses Krankheitsbild eher untypisch sind.

Als Verursacher einer Gingivitis haben sich fast immer Bakterien aus der Mundflora erwiesen. Sobald diese nämlich aus dem Gleichgewicht gerät, können sich in der Folgezeit einige Bakterienarten übermäßig stark vermehren.

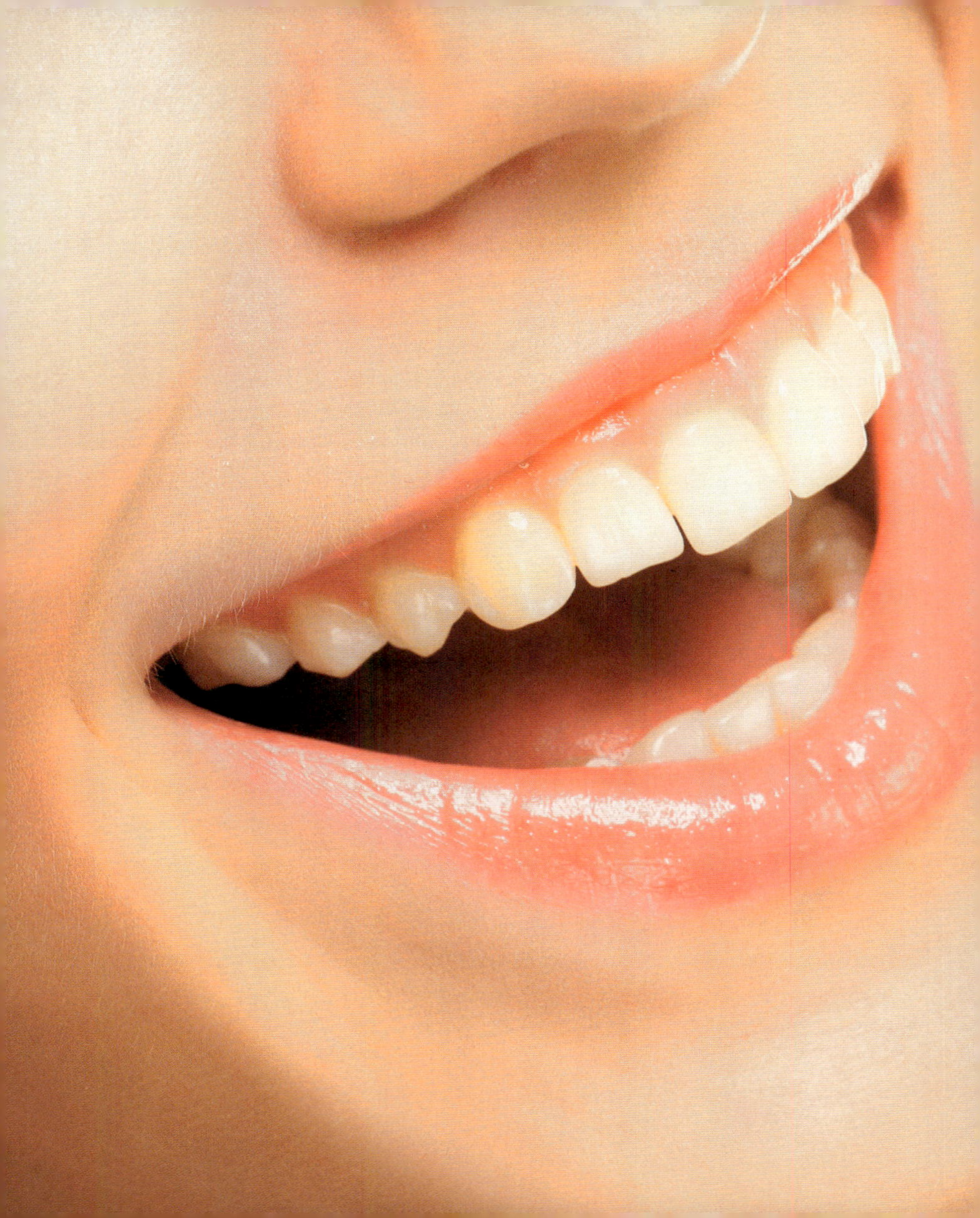

Genau wie bei Entzündungen des Mund-, Rachen- und Halsraums eignet sich eine Behandlung mit mehrmaligen täglichen Mundspülungen, für die lauwarmer *purer Kamillentee (s. S. 83)* verwendet wird. Auch hierbei ist es ratsam, pro 150 ml Wasser 3 Teelöffel Kamillenblüten zu verwenden.

Fersenrisse

Eine allgemeine Erklärung zu diesem Krankheitsbild finden Sie im entsprechenden Abschnitt des Kapitels Anwendungsbereiche der Ringelblume auf S. 68.

Zur Behandlung von Fersenrissen eignen sich *Kamillensalben (s. S. 80f.)*, die 2- bis 3-mal täglich auf die betroffenen Stellen aufgetragen werden.

Hämorrhoidalleiden

Allgemeine Informationen zu dieser Erkrankung finden Sie im entsprechenden Abschnitt des Kapitels Anwendungsbereiche der Ringelblume auf S. 71. Als Mittel gegen diese Erkrankungen haben sich neben dem Auftragen von *Kamillentinktur* und *Kamillensalbe (s. S. 84 u. 80f.)* auch warme *Kamillen-Sitzbäder* bewährt. Zu diesem Zweck 3–4 Hände voll Kamillenblüten mit 7 Liter kochendem Wasser überbrühen. Anschließend diesen Aufguss – ohne die Blüten zu entfernen – auf 37 °C abkühlen lassen und dann darin das Bad nehmen.

Hautnervenreizungen

Siehe dazu auch den entsprechenden Abschnitt im Kapitel Anwendungsbereiche der Ringelblume auf S. 72.

Zur Behandlung von Hautnervenreizungen kann man die betroffenen Kör-

12 Kamille beruhigt entzündete Mundschleimhaut.

perstellen mehrmals täglich mit *Kamillenölauszug (s. S. 84)* oder *Kamillentinktur (s. S. 84)* einreiben.

Hautausschläge

Hautausschläge, wissenschaftlich als Exantheme bezeichnet, können sich in sehr verschiedenartigen Formen äußern, wie beispielsweise rötliche Flecken, mit klarer Flüssigkeit oder Eiter gefüllte Bläschen, grindähnliche Verkrustungen und Schuppen. Als auslösende Ursachen kommen unter anderem allergische Reaktionen auf bestimmte Medikamente und Lebensmittel infrage, aber auch in den Körper eingedrungene Viren, Pilze und Bakterien, die eine Immunschwäche hervorgerufen haben. Des Weiteren können Hautausschläge auch psychische Ursachen haben oder durch kratzende Kleidungsstücke verursacht werden.

Als zusätzliche Begleiterscheinungen sind bei Hautausschlägen oftmals starker Juckreiz, Fieber, lokale Schwellung, vergrößerte und dann gut fühlbare Lymphknoten, verstärkte Schweißabsonderung, Hitzegefühle in den betroffenen Hautpartien und gelegentliche oder dauerhafte Übelkeit vorhanden. Falls keine massiven Begleiterscheinungen auftreten, kann man zunächst versuchen, einen Hautausschlag mit *Kamillenölauszug (s. S. 84)* und/oder *Kamillensalbe (s. S. 80f.)* zu kurieren. Mit diesen Mitteln werden die betroffenen Körperbereiche mehrmals täglich eingerieben bzw. eingecremt. Kommt es unter dieser Behandlung nicht nach spätestens 2–3 Tagen zu einem deutlich sichtbaren Rückgang des Hautausschlags, sollte unbedingt ein Arzt konsultiert werden.

Hautausschläge bei Säuglingen und Kindern
Treten bei Babys und Kindern fast am gesamten Körper mehr oder minder gleichmäßig verteilte Ausschläge auf, handelt es sich oftmals um eine für diese Altersgruppe sehr typische Kinderkrankheit, wie etwa Masern, Windpocken oder Röteln. In diesen Fällen sollten Sie einen Arzt zurate ziehen.

Magenschleimhautentzündung
Bei einer Magenschleimhautentzündung oder Gastritis schwillt das Gewebe der inneren Magenwände an, wobei Schmerzen entstehen. Die Ursachen können unter anderem Ernährungsfehler, nervöse Fehlsteuerungen, Überempfindlichkeit des Magens oder eine Unverträglichkeit von Medikamenten sein. Mit dem behandelnden Hausarzt sollte man auf jeden Fall den/die Auslöser für die Magenschleimhautentzündung ermitteln, um diese anschließend abstellen zu können. Ergänzend, aber auch vorbeugend bietet sich das regelmäßige Trinken von *purem Kamillentee (s. S. 83)* oder der *Kamillenteemischung gegen empfindlichen Magen (s. S. 84)* an.

Muskelzerrungen und Muskelkater
Lesen Sie dazu auch den entsprechenden Abschnitt im Kapitel Anwendungsbereiche der Ringelblume auf S. 74.
Bei Muskelzerrungen helfen mehrmals tägliche Einreibungen mit zuvor gut gekühlter *Kamillentinktur (s. S. 84)* hervorragend. Um Muskelkater zu lindern, der auch ohne Behandlung zumeist nach 2–4 Tagen abklingt, bietet es

sich an, die betroffenen Körperregionen 2- bis 3-mal täglich mit *Kamillensalbe (s. S. 80f.)* zu behandeln.

Nagelbettentzündungen

Allgemeine Informationen zu diesem Krankheitsbild finden Sie im entsprechenden Abschnitt des Kapitels Anwendungsbereiche von Ringelblume auf S. 76.

Um den betroffenen Finger oder Zeh zu behandeln, bereiten Sie 1–2 Liter *puren Kamillentee (s. S. 83)* zu. Nachdem dieser auf 35–40 °C abgekühlt ist, den erkrankten Finger bzw. die Zehe 10–15 Minuten darin baden. Danach den Finger/die Zehe nicht abfrottieren, sondern an der Luft trocknen lassen und anschließend entweder einige Tropfen *Kamillenölauszug (s. S. 84)* darauf träufeln oder vorsichtig *Kamillensalbe (s. S. 80f.)* auftragen.

Nasennebenhöhlenentzündung

Bei den anatomisch zum Atmungsapparat gehörenden Nasennebenhöhlen handelt es sich um Schleimhautaussackungen, die sich in einigen Schädelknochen, wie etwa im Stirn- und Siebbein, befinden. Die Nebenhöhlen stehen mit dem mittleren Nasengang in Verbindung, sodass über diesen Weg Infektionskeime eindringen können. Diese Keime rufen dann eine Entzündung hervor, die mit einem Anschwellen des Gewebes einhergeht, sodass Sekrete nicht mehr abfließen können. Dadurch kommt es zu einem Flüssigkeitsstau in den betroffenen Nebenhöhlen, der starke Kopfschmerzen verursacht. Weitere Symptome einer Sinusitis, wie die Nasennebenhöhlenentzündung in der medizinischen Fachsprache bezeichnet wird, sind Fieber, allgemeine Mattigkeit und eitrige Nasensekrete. Bei

schweren Formen können zusätzlich Husten, Nasenbluten und Sehstörungen auftreten.
Bei einer Nasennebenhöhlenentzündung sollten Sie immer einen Arzt konsultieren und mit ihm die weitere Behandlung abstimmen. Im Normalfall wird der Arzt nichts dagegen haben, wenn Sie den Heilungsverlauf mit *Kamillenblüten-Dampfbädern* (siehe den Abschnitt Bronchitis auf S. 87) unterstützen. Die Kamillendämpfe bewirken einen Rückgang der Schleimhautschwellungen, wodurch wieder die Voraussetzungen für einen ungehinderten Abfluss der Sekrete entstehen.
Außerdem hat sich das Auflegen eines *Kamillenkissens (s. S. 85)* bewährt. Um dessen Wirkung noch zu erhöhen, können Sie es zuvor kurz zwischen zwei heiße Wärmflaschen legen.

Nervöser Magen

Bei einem nervösen Magen handelt es sich nicht um die wissenschaftlich als Gastritis bezeichnete Magenschleimhautentzündung. Stattdessen werden die sporadisch oder kontinuierlich auftretenden Schmerzen dieser Erkrankung durch äußere Einflüsse, wie etwa Trauer, Angst, Stress, Hektik und/ oder eine pessimistische Lebenseinstellung, ausgelöst.
Bei dieser Erkrankung genügt es allerdings nicht, nur täglich 2–4 Tassen von der *Kamillenteemischung gegen empfindlichen Magen (s. S. 84)* zu trinken, sondern es sollten vor allem die Ursachen, beispielsweise durch autogenes Training und die Entwicklung einer positiven Lebenseinstellung, bekämpft werden.

Schlafstörungen

Schlafstörungen können viele Ursachen haben. Deren Bandbreite erstreckt sich von Bewegungsarmut über psychischen Stress, dauerhafte Lärmbelästigung (beispielsweise durch die Nähe zu einem Flughafen oder einer Autobahn), Schilddrüsenfehlfunktionen bis hin zu Nachtangst und/oder einem zu starken Konsum koffeinhaltiger Getränke und Nahrungsmittel.

Um möglichst schnell in den Schlaf zu sinken, sollte man zumindest versuchen, vor dem Zubettgehen weitestgehend körperlich und geistig zu entspannen, beispielsweise bei einem abendlichen Spaziergang durch einen Park. Ergänzend bietet es sich an, als »Schlaftrunk« 1–2 Tassen lauwarmen *puren Kamillentee (s. S. 83)* zu genießen. Wer die entspannende und einschlaffördernde Wirkung dieses Tees noch erhöhen möchte, kann die Kamillenblüten vor dem Aufbrühen noch mit 10 g zerquetschter Baldrianwurzel pro Liter Wasser mischen.

Als sehr vorteilhaft hat sich als Kopfunterlage beim Schlafen ein *Kamillenkissen (s. S. 85)* erwiesen, dessen Maße – und damit auch die erforderliche Füllmenge mit Kamillenblüten – Sie selbstverständlich nach Ihren individuellen Vorstellungen verändern können.

Windeldermatitis

Die Symptome der Windeldermatitis, oft auch als Windelausschlag bezeichnet, äußern sich vor allem im Anal- und Genitalbereich (seltener auch an Rücken und Bauch) von Babys und Kleinkindern in Form von starken, nicht exakt abgegrenzten Rötungen, nässenden Bläschen, Schwellungen sowie Schuppen- und Schorfbildungen. Die betroffenen Areale fühlen sich oft wärmer als die restliche Haut an und schmerzen. Die kleinen Patienten reagie-

13 Kamillentee und ein Kamillenkissen sorgen für erholsamen Schlaf.

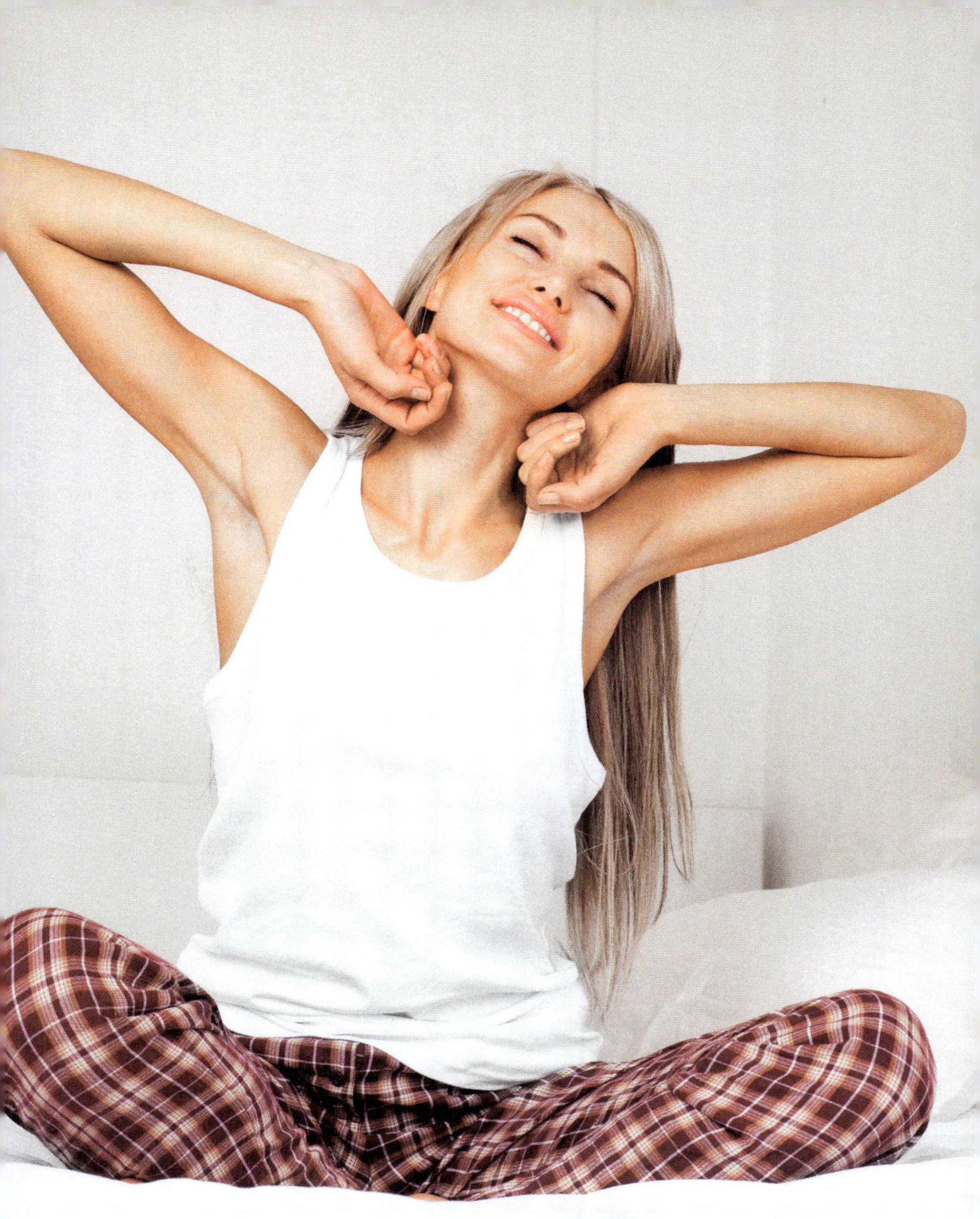

ren zumeist sehr empfindlich, wenn die erkrankten Körperbereiche berührt werden.

Auslösende Ursachen für eine Windeldermatitis können ein lang anhaltender Wärmestau in der Windel, häufige Blasenentleerung und das damit verbundene Nasswerden der Haut, Unverträglichkeit von Seifen und sonstigen Babypflegemitteln, länger andauernder Durchfall sowie Pilze und Bakterien sein, die sich entweder auf der Haut angesiedelt haben oder sogar in diese eingedrungen sind.

Bei einer großflächigen Windeldermatitis sollte unbedingt ein Arzt mit zurate gezogen und die weitere Behandlung mit diesem abgestimmt werden. Auf kleinere betroffene Areale bzw. eine erst beginnende Erkrankung kann man vorsichtig einen *Kamillenölauszug (s. S. 84)* oder eine *Kamillensalbe (s. S. 80f.)* auftragen. Außerdem sollte man darauf achten, die Haut des Kindes künftig so trocken wie nur möglich zu halten.

Windeldermatitis vorbeugen
Sowohl *Kamillensalbe* als auch *Kamillenölauszug* eignen sich nicht nur zur Behandlung von Erkrankungen, sondern auch zur prophylaktischen Pflege der Haut von Babys und Kleinkindern.

Wundbehandlung

Zur Behandlung offener, schlecht heilender sowie eiternder Wunden bieten sich Waschungen mit Kamille an. Zu diesem Zweck bereitet man *puren Kamillentee (s. S. 83),* wobei allerdings die Menge der verwendeten Kamillenblüten auf 2–3 Teelöffel pro 150 ml Wasser erhöht werden sollte. Diesen Teeansatz 10 Minuten ziehen lassen und anschließend durch ein Teesieb abgießen. Vor der Wundbehandlung sollte der Tee auf ca. 35–38 °C abkühlen. Um die Wunde zu säubern, die Flüssigkeit entweder direkt über die Verletzung gießen und diese vor dem Verbinden/Verkleben mit Pflaster noch ein wenig an der Luft trocknen lassen oder eine sterile Mullplatte in den Tee tauchen, um damit die Wunde vorsichtig zu reinigen. Bei einer Verletzung der Hand oder des Fußes besteht außerdem die Möglichkeit, diese Körperteile in einer Schüssel mit lauwarmem Kamillentee zu baden.

Keine Kamille bei Augenverletzung/-entzündung
Zur Behandlung von Entzündungen oder Verletzungen am/im Auge sollten Sie keinen Kamillentee verwenden, weil sich darin oft noch kleine pflanzliche Partikelchen befinden. Diese reizen das Auge und können die Entzündung verschlimmern und dadurch zusätzliche Komplikationen auslösen.

Zahnschmerzen
In Normalfall wird man bei länger anhaltenden Zahnschmerzen einen Zahnarzt aufsuchen, um die Erkrankung wirksam behandeln zu lassen. Bei in der Nacht auftretenden Zahnschmerzen kann man sich jedoch durch eine Spülung mit lauwarmem, *purem Kamillentee (s. S. 83)* ein wenig Linderung verschaffen. Ebenso sollte man das Kopfkissen gegen ein *Kamillenkissen (s. S. 85)* tauschen. Letzteres hat sich aufgrund seiner beruhigenden und

entspannenden Wirkung auch gut bewährt, wenn nach einer Zahnbehandlung/Zahnextraktion in den folgenden Stunden/Tagen die Schmerzen erst allmählich abklingen.

Melisse – die Wohlschmeckende

Im Volksmund heißt es oftmals, dass Medizin, die helfen soll, bitter schmecken muss. Das trifft jedoch nicht auf die Melisse zu, die sich nicht nur durch einen sehr angenehmen Geschmack, sondern auch durch ihre recht gute Verträglichkeit auszeichnet.
Personen, die auf Lippenblütler allergisch reagieren, sollten jedoch verständlicherweise auf Melisse verzichten. Gleiches trifft auch auf Patienten zu, bei denen eine Schilddrüsenerkrankung diagnostiziert wurde, weil einige in der Melisse enthaltene Substanzen auf dieses Körperorgan wirken.
Letztlich gilt es noch zu beachten, dass Melisse, in hohen Dosen eingenommen, stark beruhigend wirkt und die Reaktionszeit – insbesondere bei der Teilnahme im Straßenverkehr – verlängert.

Heilrezepturen mit Melisse

Melissenölauszug
2–3 Hände voll frische Melissenblätter
ca. 250–300 ml Oliven- oder Mandelöl
12 Tropfen Antiranz (verhindert schnelles Ranzigwerden)

Die Herstellung des Melissenölauszuges ist die gleich wie beim Ringelblumenölauszug (s. S. 48). Bei kühler Lagerung ist er 3 Monate haltbar.

Melissentee

Pro Tasse benötigen Sie:

1–1,5 gehäufte TL frische Melissenblätter

150 ml kochendes Wasser

Je nach gewünschter Teemenge die Melissenblätter in eine Kanne geben und kochendes Wasser darübergießen. Anschließend den Tee 4–5 Minuten ziehen lassen, durch ein Sieb gießen – fertig.

Melissengeist

2–3 Hände voll frische Melissenblätter

600 ml 70%iger klarer Schnaps (ohne Fremdgeschmack wie z.B. bei Obstbränden)

Die Blätter in lockerer Schichtung in ein 1-Liter-Schraubglas geben. Anschließend den Schnaps darübergießen, das Glas verschließen und es für 3 Wochen an einen relativ warmen Platz stellen, beispielsweise auf den Küchenschrank. Danach den Ansatz durch eine Kaffeefiltertüte gießen und den Melissengeist in einer Schüssel auffangen. Diesen dann in dunkle, luftdicht verschließbare Flaschen füllen und in der Folgezeit in einem kühlen Raum aufbewahren – dafür eignen sich oft Kellerräume sehr gut. Den Melissengeist am besten innerhalb von 3 Monaten verbrauchen.

Melissenlikör

2 Hände voll frische Melissenblätter
600 ml 32–38%iger klarer Schnaps (z.B. Doppelkorn oder Wodka)
Schalen von 2 unbehandelten Limetten
200 g Zucker

Die Herstellung ist die gleiche wie beim Melissengeist (s. S. 101). Es werden nur zusätzlich die Limettenschalen und der Zucker mit in den Liköransatz gegeben.
Während der 3 Wochen, in denen der Likör reift, sollte man das Glas gelegentlich schütteln, weil sich dadurch der Zucker schneller auflöst. Den fertigen Likör kühl lagern und innerhalb von 3 Monaten verbrauchen.

Anwendungsbereiche für Melisse

Angstzustände

Unter Angstzuständen, auch als phobische Störungen bezeichnet, versteht man eine psychische Störung, die entweder durch unspezifische Ängste oder aber durch die Furcht vor konkreten Situationen oder Objekten ausgelöst wird.
Zu den typischen Symptomen von Angstzuständen gehören (oft rasendes) Herzklopfen, stark beschleunigter Puls, Schweißausbrüche, Zittern, Schwindelgefühl, Atembeschwerden, feuchte Hände, Sprachschwierigkeiten (situationsbedingtes Stottern), allgemeines Beklemmungsgefühl, Stechen in der Brust, Medikamentenmissbrauch, Übelkeit sowie erhöhter Harn- und Stuhldrang (häufig mit plötzlich auftretendem Durchfall).

14 Die beruhigende, entspannende Wirkung von Melissentee harmonisiert Körper und Geist.

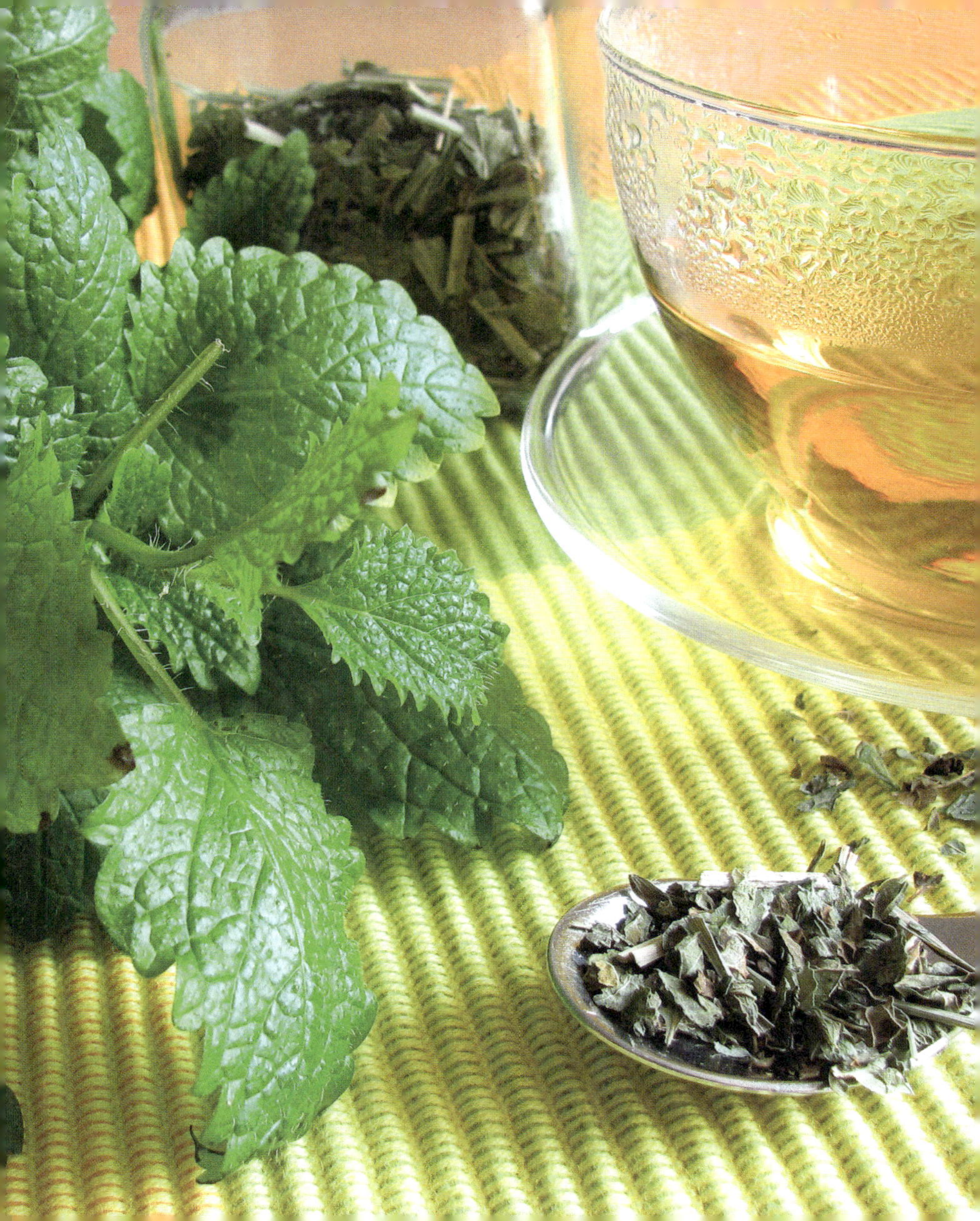

Das Auftreten eines solchen Krankheitsbildes sollte auf keinen Fall, wie leider noch immer sehr oft praktiziert, als Bagatelle betrachtet werden. Stattdessen ist professionelle Hilfe durch einen Psychologen oder Psychiater erforderlich, denn es geht primär darum, die genaue Ursache für die Angstzustände zu ermitteln. Durch eine geeignete Therapie ist es oftmals möglich, erfolgreich gegen diese Ursache anzukämpfen oder zumindest dauerhaft einen Zustand zu erreichen, bei dem die Angstzustände gemindert sind.
Bei der Behandlung von Angstzuständen bietet sich das regelmäßige Trinken von *Melissentee* *(s. S. 101)* an, der sowohl eine beruhigende, entspannende als auch psychisch kräftigende Wirkung besitzt. Allerdings lässt sich nur mit dem Trinken dieses Tees fast nie eine komplette Behebung von Angstzuständen erreichen, sondern dieses Hausmittel kann dabei lediglich unterstützen.

Appetitlosigkeit

Bei Appetitlosigkeit, in der Medizin auch als Anorexie oder Inappetenz bezeichnet, tritt auch nach längeren Phasen ohne Essen kein Appetit auf. Dieser mehr oder weniger starke Verlust des Hungergefühls führt schnell zu schweren körperlichen Schäden. Bei der Therapie einer Anorexie geht es jedoch nicht nur darum, wieder ein regelmäßiges Hungergefühl zu entfachen, sondern auch darum, die Ursachen für die Störung zu ermitteln und dann möglichst schnell abzustellen. Zu den relativ häufigen Ursachen von Appetitverlust gehören Infektionskrankheiten (insbesondere wenn diese mit Fieber einhergehen), psychische Störungen, längerfristige Einnahme von Psychopharmaka, Blutkrankheiten, übermäßiger Nikotingenuss sowie Tumore im Verdauungstrakt.
Sollte sich die Appetitlosigkeit über einen Zeitraum von mehr als einer

Woche erstrecken, ist es ratsam, einen Arzt zu konsultieren, damit dieser die Ursache ergründet und einen Therapieplan aufstellt. In den meisten Fällen wird es vonseiten des Arztes keine Einwände geben, wenn man – nach Absprache – den Appetit fördernde Hausmittel auf Melissenbasis in diesen Plan einbezieht. Zu diesem Zweck hat sich neben dem regelmäßigen Trinken von *Melissentee (s. S. 101)* auch hin und wieder der Genuss eines Gläschens *Melissenlikör (s. S. 102)* bewährt.
Darüber hinaus kann man auch junge frische Melissenblätter zu appetitanregenden Speisen, wie etwa Kopfsalat, geben.

Asthma bronchiale
Asthma bronchiale, auch häufig als Bronchialasthma oder nur kurz als Asthma bezeichnet, ist eine chronische, entzündliche Erkrankung der Atemwege. Das typischste Symptom ist anfallartig auftretende Atemnot. Diese resultiert aus einer Verengung der Atemwege und einer gleichzeitig verstärkten Absonderung von Schleim in den Bronchien.
Zu einer Linderung der Asthmaanfälle trägt *Melissentee (s. S. 101)* aufgrund seiner beruhigenden, krampflösenden Wirkung bei. Menschen, die unter Asthma leiden, sollten diesen Tee regelmäßig trinken.
Ebenso hat sich das Einreiben des Brust- und Rückenbereiches mit *Melissenölauszug (s. S. 100)* und/oder *Melissengeist (s. S. 101)* bewährt. In beiden Heilmitteln sind es genau wie im Tee die darin enthaltenen ätherischen Substanzen der Melisse, die zur Linderung des Asthmas und einer besseren Luftzufuhr beitragen.

Bronchitis

Allgemeines zum Krankheitsbild Bronchitis erfahren Sie im entsprechenden Abschnitt des Kapitels Anwendungsbereiche der Echten Kamille auf S. 87. Zur Behandlung einer Bronchitis bei Erwachsenen haben sich mit *Melissengeist (s. S. 101)* versetzte Dampfbäder bewährt. Zu diesem Zweck 50 ml Melissengeist in eine Schüssel geben und anschließend 250–300 ml kochendes Wasser hinzufügen. Des Weiteren bietet es sich an, die Brust und den Rücken 2- bis 3-mal täglich mit Melissengeist einzureiben.

Als ergänzende Therapie haben sich Präparate bewährt, welche die Substanzen/Extrakte von Rotem Sonnenhut enthalten (lesen Sie hierzu den Abschnitt Erkältungskrankheiten im Kapitel Anwendungsbereiche des Roten Sonnenhutes auf S. 136).

Erkältungskrankheiten

Mit den Begriffen Erkältung bzw. grippaler Infekt werden volkstümlich verschiedene Infektionskrankheiten der Nasen- und Halsschleimhäute bezeichnet. Die typischen Symptome sind Halsschmerzen und Schluckbeschwerden, Schnupfen, Heiserkeit, Kopf- und Gliederschmerzen, Mattigkeit, Appetitlosigkeit, Fieber, starkes Schlafbedürfnis sowie stark gerötete und angeschwollene Rachenschleimhäute. Außerdem tritt im Verlauf dieser Erkrankung oftmals ein recht starker (Reiz-)Husten auf.

In Kombination mit Präparaten aus Rotem Sonnenhut (s. S. 136) bieten sich Einreibungen der Brust, des Rückens sowie von schmerzenden Armen und Beinen mit *Melissengeist (s. S. 101)* an. Ebenso bestehen keine Einwände gegen das tägliche Trinken von bis zu 5 Tassen *Melissentee (s. S. 101)*.

Gicht

Allgemeine Erläuterungen zur Gicht finden Sie im entsprechenden Abschnitt des Kapitels Anwendungsbereiche der Ringelblume auf S. 71.
Zur Linderung der Schmerzen in den Gelenken können Sie diese mehrmals täglich mit *Melissengeist (s. S. 101)* oder *Melissenölauszug (s. S. 100)* einreiben.

Insektenstiche

Lesen Sie für allgemeine Informationen den entsprechenden Abschnitt im Kapitel Anwendungsbereiche der Ringelblume auf S. 73.
Zur Behandlung eines Insektenstichs zerdrücken Sie einige frische Melissenblätter in einem Mörser und geben den entstandenen Brei auf den Stich. Der Brei wirkt sowohl kühlend als auch schmerz- bzw. juckreizlindernd.
Eine ähnliche Wirkung lässt sich auch mit *Melissenölauszug (s. S. 100)* oder *Melissengeist (s. S. 101)* erreichen. Diese Präparate werden auf einen Wattebausch gegeben und damit die Einstichstelle betupft.

Lippenherpes

Medizinisch korrekt als Herpes labialis, im Alltag jedoch meist nur kurz als Herpes bezeichnet, handelt es sich dabei um eine Viruserkrankung, die auf den Lippen sichtbar wird. Das Wort Herpes leitet sich von dem altgriechischen »herpein« = kriechen her, womit auf die Ausbreitungsform der Erkrankung Bezug genommen wird. Labialis kommt von dem lateinischen Wort »labium« = die Lippe.
Bei dieser Erkrankung bilden sich an der Lippe kleine, nässende Bläschen, die im fortgeschrittenen Stadium fast wie heller Grind aussehen. In den meisten Fällen schmerzen und jucken diese Bläschen sehr stark.

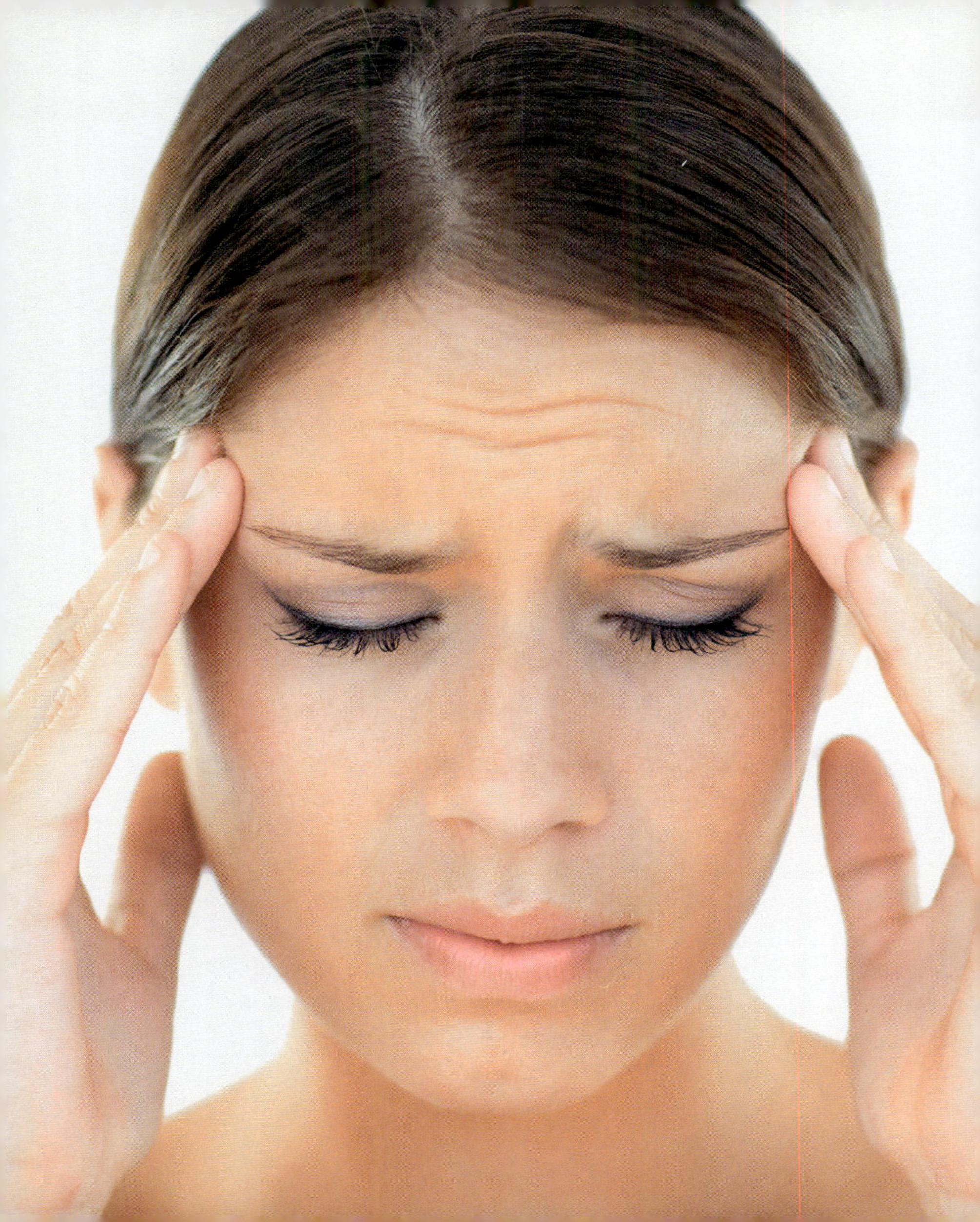

Zur Behandlung einen kleinen Wattebausch mit *Melissenölauszug (s. S. 100)* tränken und damit die betroffenen Stellen ausgiebig betupfen.

Menstruationsbeschwerden

Menstruations- oder Regelbeschwerden gehören zu den weltweit am häufigsten auftretenden Erkrankungen von Frauen. Sie äußern sich gewöhnlich als schmerzhaftes Ziehen oder Krämpfe im Unterleib.

Bei den meisten Frauen lässt sich durch vielfältige Maßnahmen eine Linderung dieser Beschwerden erreichen. So hat es sich bewährt, während dieser Zeit besonders magnesiumreiche Kost zu sich zu nehmen. Große Mengen dieses Mineralstoffes sind unter anderem in Nüssen, Hülsenfrüchten und Vollkornreis enthalten.

Auch Wärme wirkt sich meist wohltuend aus. So können Sie sich beispielsweise eine Fangopackung machen oder eine Wärmflasche auf den Unterleib legen. Noch besser wirkt oftmals ein *Kamillenkissen (s. S. 85),* das vor dem Auflegen erwärmt wurde.

Zur innerlichen Unterstützung des Körpers bei der Bekämpfung von Regelschmerzen eignet sich möglichst heißer *Melissentee (s. S. 101),* von dem über den Tag verteilt mehrere Tassen getrunken werden sollten. Dieser Tee entkrampft die Unterleibsorgane, wodurch sich wiederum die Intensität des gefühlten Schmerzes verringert. Zur äußerlichen Unterstützung kann man den Unterleib mehrmals täglich mit *Melissenölauszug (s. S. 100)* einreiben.

Migräne

Das Wort Migräne leitet sich von dem altgriechischen »hemikraira« ab, was so viel wie »halber Kopf« bedeutet.

15 Auch bei Migräne kann Melisse lindernd wirken.

Bei der Migräne handelt es sich um eine nervliche Erkrankung, an der etwa 10% der Bevölkerung in mehr oder weniger ausgeprägter Form leiden. Die Migräne tritt als ein periodisch wiederkehrender, anfallartiger halbseitiger Kopfschmerz auf, der oftmals von weiteren Symptomen wie Übelkeit, Erbrechen sowie Licht- und Geräuschüberempfindlichkeit begleitet wird.
Außerdem treten bei manchen Betroffenen optische oder sensible Wahrnehmungsstörungen und in seltenen Fällen auch Störungen bei Bewegungsabläufen auf.
Die auslösenden Ursachen für Migräneanfälle sind oft unterschiedlich und erstrecken sich von Reaktionen auf übermäßigen Stress über Schlafstörungen, hormonelle Fehlregulationen des Körpers bis hin zu Unverträglichkeiten gegenüber Lebensmittel- und Medikamentenbestandteilen.
Gegenwärtig gehört die Migräne noch immer zu den Erkrankungen, die nicht heilbar sind. Es besteht lediglich die Möglichkeit, die Intensität von Migräneattacken zu reduzieren. Zu diesem Zweck bietet sich unter anderem auch das Trinken von *Melissentee (s. S. 101)* an, wobei keine mengenmäßigen Einschränkungen bestehen.

Nervöser Magen

Allgemeine Erläuterungen zum nervösen Magen finden Sie im entsprechenden Abschnitt des Kapitels Anwendungsbereiche der Echten Kamille auf S. 95.
Zur Linderung und Prophylaxe nervöser Magenbeschwerden bietet es sich an, täglich einige Tassen *Melissentee (s. S. 101)* zu trinken. Zum Süßen dieses Tees können Sie 1–2 Teelöffel Naturhonig verwenden, dieser wird in der Regel auch sehr gut vom Magen vertragen. Neben der guten Verträglichkeit wir-

ken die Inhaltsstoffe der Melisse zudem entkrampfend auf den Verdauungstrakt und steigern gleichzeitig den Appetit.

Schlafstörungen

Für allgemeine Informationen über Schlafstörungen lesen Sie den entsprechenden Abschnitt im Kapitel Anwendungsbereiche der Echten Kamille auf S. 96.

Um besser (ein)schlafen zu können, etwa eine Stunde vor dem Zubettgehen 2–3 Tassen gar nicht oder nur minimal gesüßten *Melissentee (s. S. 101)* trinken, damit danach das Einschlafen nicht durch ein unterschwelliges Durstgefühl gestört wird. Außerdem ist auch nichts gegen ein Gläschen *Melissenlikör (s. S. 102)* einzuwenden. Allerdings sollte man diese Spirituosen nur maximal eine Woche lang trinken und danach mindestens 2–3 Tage aussetzen, um zu verhindern, dass sich der Körper allmählich daran gewöhnt.

Sodbrennen

Beim Sodbrennen, wissenschaftlich »Pyrosis« genannt, handelt es sich um ein schmerzhaftes Gefühl, das hinter dem Brustbein auftritt und bis in den Hals-Rachen-Raum ausstrahlen kann. Die auslösende Ursache des Schmerzes ist fast immer ein Überschuss an Magensäure, die nicht sofort vom Magen verarbeitet wird und deshalb teilweise in den unteren Bereich der Speiseröhre strömt. Besonders häufig tritt Sodbrennen nach dem Genuss von sehr fettreichen und scharfen Speisen sowie nach starkem Nikotin-, Koffein- oder Alkoholkonsum auf.

Um das Sodbrennen schnell abklingen zu lassen, empfiehlt sich die Einnahme stark basenhaltiger Substanzen/Medikamente, zum Beispiel von Simagel-Tabletten, um dadurch die überschüssige Magensäure zu neutralisieren. Außerdem lässt sich Sodbrennen durch das Trinken von ungesüßtem *Melissengeist (s. S. 101)* eindämmen. Allerdings stellt sich der Erfolg damit nicht ganz so schnell ein wie bei der Einnahme von stark basenhaltigen Präparaten. Am besten ist es allerdings, das Sodbrennen von vornherein weitgehend zu verhindern, indem man sich ausgewogen ernährt und auf den Genuss von Nahrungsmitteln und Getränken verzichtet, die eine vermehrte Magensäureproduktion begünstigen.

Beinwell – der Klassiker

Nachdem sich herausgestellt hatte, dass im Beinwell Substanzen enthalten sind, die bei häufiger/regelmäßiger innerlicher medizinischer Anwendung bzw. bei der Verwendung als Küchenkraut Krebs begünstigen können, kam diese Pflanze nur noch selten zum Einsatz. Erst mit der Züchtung der Sorte ›Trauma-Beinwell‹, deren oberirdische Teile keine schädlichen Inhaltsstoffe mehr enthalten, erstrahlte diese Pflanze plötzlich in einem völlig »neuen Licht« und wird seither wieder wesentlich häufiger angewendet.

Heilrezepturen mit Beinwell

Beinwelltinktur

Beinwell-Tinktur kann sowohl aus den Blättern und Blüten als auch den Wurzeln der Pflanze hergestellt werden. Bei beiden Varianten benötigt man entweder 150 g frische oder 65 g getrocknete Blätter/Blüten bzw. Wurzeln.

16 In der modernen Heilkunde kommen nur die neu gezüchteten gut verträglichen Beinwell-Sorten zum Einsatz.

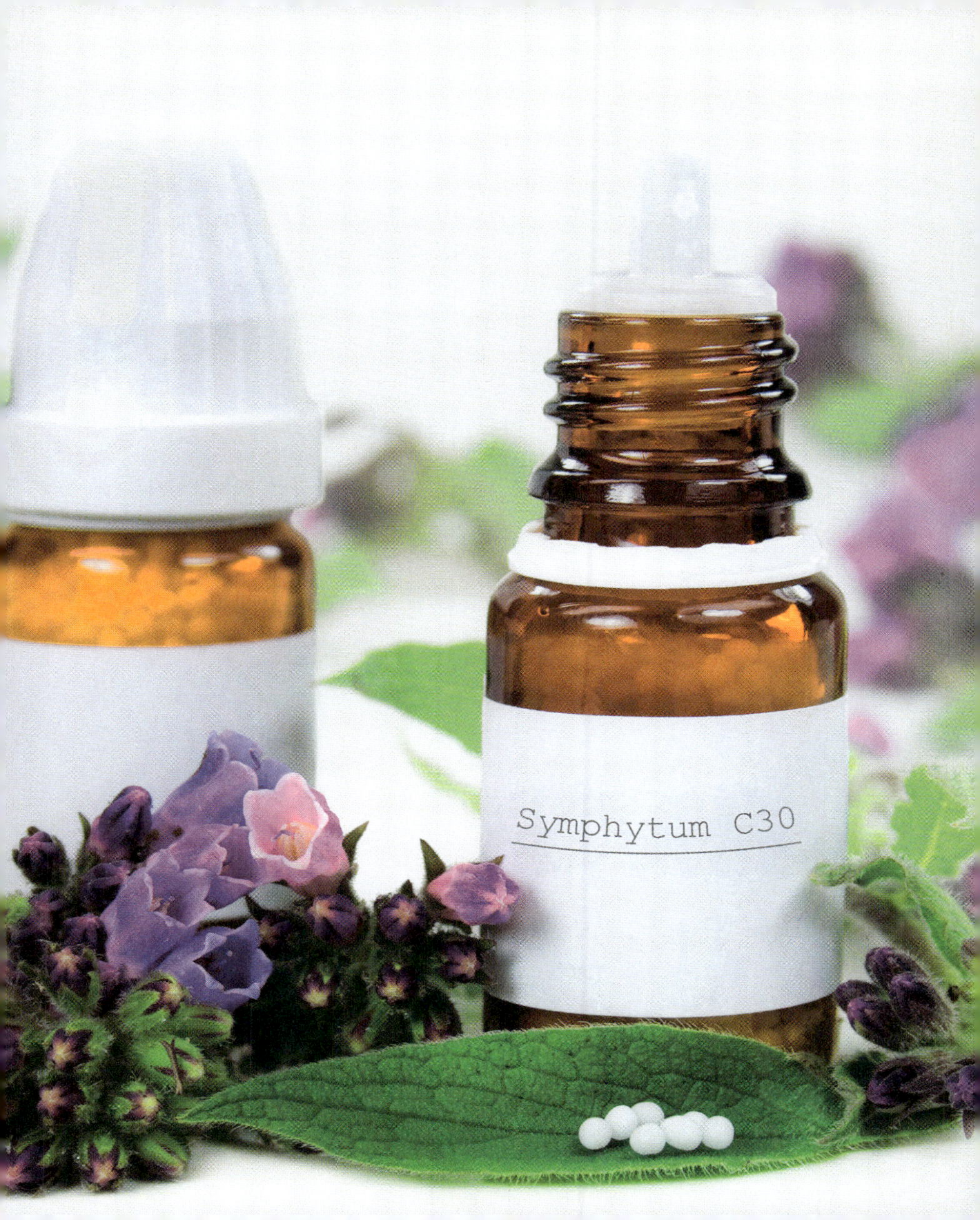
Symphytum C30

Diese werden in ein verschließbares Glas gegeben und anschließend mit 300 ml reinem Alkohol (Ethanol) übergossen. Für eine Tinktur auf Wurzelbasis verwendet man vorzugsweise einen 70–90%igen Alkohol, während für einen Blätter/Blüten-Ansatz bereits ein 35–40%iger Alkohol (z.B. Doppelkorn oder Wodka) genügt. Danach das Glas verschließen und für 6 Wochen bei Zimmertemperatur an einem dunklen Ort aufbewahren. Während dieser Zeit sollte das Glas einmal pro Woche kräftig durchgeschüttelt werden. Nach 6 Wochen den Ansatz durch ein feines Sieb gießen. Dabei die Flüssigkeit auffangen und anschließend in eine dunkle Flasche füllen. Diese am besten im Kühlschrank oder in einem dunklen Raum, in dem die Temperatur nicht über 15 °C liegen sollte, aufbewahren. Sie ist dann etwa 3 Monate haltbar.

Beinwelltee

3 gehäufte TL frische bzw. eingefrorene Beinwellblätter
oder 2 gehäufte TL getrocknete Beinwellblätter
250 ml Wasser

Die Blätter in eine Kanne geben und mit kochendem Wasser übergießen. Während Tee aus frischen oder gefrosteten Blättern nur 1 Minute ziehen muss, benötigt Trockengut 3–4 Minuten Ziehzeit.

Beinwellblätter-Brei

2–3 Hände voll frische, möglichst junge Beinwellblätter
etwas heißes Wasser

Die Beinwellblätter kurz mit heißem Wasser überbrühen und anschließend in einem Mörser oder in der Küchenmaschine zu einer breiigen Substanz verarbeiten.
Zu Behandlungszwecken diesen Brei am besten in eine Kompresse füllen (siehe hierzu ergänzend das Rezept für die Ringelblumen-Kräuter-Kompresse auf S. 59).

Beinwellwurzel-Brei
250 g frische oder gefrostete Beinwellwurzeln
4 TL Mais- oder Weizenkeimöl

Die gesäuberten Wurzeln mithilfe einer Küchenmaschine oder eines Fleischwolfs zu Brei verarbeiten. Zu diesem Brei das Öl hinzugießen und das Ganze gut durchmischen. Danach den Brei in eine Kompresse geben und auf die erkrankte Körperstelle legen.
Sollten Sie nur getrocknete Beinwellwurzeln zur Verfügung haben, zermahlen Sie davon etwa 70–80 g zu einem Pulver und mischen dieses mit dem Öl.

Beinwellsalben
Variante 1: Beinwellsalbe aus Olivenöl
50 g frische Beinwellwurzeln
250 g Olivenöl
50 g Bienenwachs
50 g Kakaobutter
5 Tropfen Vitamin-E-Acetat (u.a. in der Apotheke erhältlich)

Die Wurzeln waschen und anschließend (am besten mit der Küchenmaschine, einem Fleischwolf oder einem Mörser) so lange zerkleinern, bis sie eine fast breiige Konsistenz haben. Danach alle weiteren Zutaten außer dem Vitamin-E-Acetat in einen Topf geben, der sich in einem Wasserbad befindet. Bei ca. 70–75 °C beginnen das Bienenwachs und die Kakaobutter zu schmelzen. Nun den Ansatz aus dem Wasserbad nehmen und in einen Topf geben, der auf dem Herd erhitzt wird. Sobald der Ansatz aufschäumt, den Topf vom Herd nehmen. Während der Salbenansatz abkühlt, das Vitamin-E-Acetat hinzufügen, um ein schnelles Ranzigwerden der Fettbestandteile zu verhindern.

Den Ansatz 2–3 Tage stehen lassen, dann erneut erhitzen und – sobald er flüssig geworden ist – durch ein Leinentuch filtern. Die aufgefangene, noch flüssige Salbe am besten in Keramik- oder Porzellangefäße umfüllen und kühl aufbewahren. Sie hält sich etwa 3 Monate.

Variante 2: Beinwellsalbe aus Schweineschmalz

250 g Beinwellwurzeln
250 g Schweineschmalz

Wie in der Variante 1 beschrieben die Wurzeln waschen und anschließend so stark zerkleinern, dass sie eine fast breiige Konsistenz erhalten. Parallel dazu das Fett erhitzen, bis es sich verflüssigt. Nun die zerkleinerten Beinwellwurzeln zu dem flüssigen Fett dazugeben und das Ganze 15 Minuten lang köcheln. Anschließend diesen Ansatz vom Herd nehmen und stehen lassen.

Am nächsten Tag den Ansatz nochmals erhitzen, bis er flüssig wird, dann

durch ein Leinentuch filtern und in Keramik- oder Porzellangefäße füllen. Die Salbe sollte kühl und dunkel aufbewahrt werden.
Noch ein Tipp: Wer möchte, kann an diese Salbe einige Tropfen Vitamin-E-Acetat geben und dadurch ihre Haltbarkeit auf 3 Monate verlängern.

Als weitere Salben-Variante siehe auch die Ringelblumen-Beinwell-Salbe auf S. 56.

Beinwell-Badezusatz

500 g frische oder 300 g getrocknete Beinwellblätter und -blüten
5 l Wasser

Die getrockneten Beinwellblätter und -blüten in einen 5-Liter-Eimer geben und diesen randvoll mit kaltem Wasser auffüllen.
Am folgenden Tag den im Eimer befindlichen Ansatz bis auf eine Temperatur von 95 °C erhitzen und in das bereits eingelassene Badewasser gießen.

Beinwell-Honig-Essig

500 ml Naturhonig
500 ml milder Apfelessig
100 ml Beinwelltinktur

Den Honig zusammen mit dem Apfelessig in einem Wasserbad erhitzen. Dabei den Ansatz so lange umrühren, bis sich der Honig komplett aufgelöst hat. Anschließend den Ansatz aus dem Wasserbad nehmen und die Beinwelltinktur unter weiterem Rühren hinzufügen.

Nach dem Abkühlen sollte der Essig kühl gelagert und innerhalb von 3 Monaten verbraucht werden.

Anwendungsbereiche von Beinwell

Arthrose und Arthritis

Für allgemeine Erklärungen zu Arthrose und Arthritis lesen Sie bitte den entsprechenden Abschnitt im Kapitel Anwendungsbereiche der Ringelblume auf S. 65.

Was die äußerliche Behandlung von Arthrose und Arthritis betrifft, existieren kaum andere Naturmedikamente, die den Beinwell in seiner Heilwirkung übertreffen. Neben reiner *Beinwellsalbe (s. S. 115f.)* sowie *Ringelblumen-Beinwell-Salbe (s. S. 56)* haben sich auch das regelmäßige Auflegen von Kompressen mit *Beinwellblätter-Brei (s. S. 114)* und *Beinwellwurzel-Brei (s. S. 115)* sowie das Einreiben mit *Beinwelltinktur (s. S. 112)* sehr bewährt.

Bandscheibenbeschwerden

Allgemeine Erläuterungen zum Krankheitsbild Bandscheibenbeschwerden finden Sie im entsprechenden Abschnitt des Kapitels Anwendungsbereiche der Ringelblume auf S. 67.

Insbesondere zur Linderung der Schmerzen tragen neben Voll- und Sitzbädern mit *Beinwell-Badezusatz (s. S. 117)* auch Kompressen mit *Beinwellblätter-Brei (s. S. 114)* und/oder *Beinwellwurzel-Brei (s. S. 115)* sowie Einreibungen mit *Beinwelltinktur (s. S. 112)* bei.

Blutergüsse (Hämatome)

Lesen Sie für allgemeine Informationen über Hämatome den entsprechenden Abschnitt des Kapitels Anwendungsbereiche für die Ringelblume auf S. 67.

Reiben Sie Hämatome mehrmals täglich mit *Beinwelltinktur (s. S. 112)* ein. Außerdem hilft das Auflegen kalter Kompressen mit *Beinwellblätter- (s. S. 114)* und/oder *Beinwellwurzel-Brei (s. S. 115).*

Darmentzündung

Eine Entzündung des Magen-Dünndarm-Traktes wird umgangssprachlich auch als Magen-Darm-Grippe sowie wissenschaftlich als Gastroenteritis (abgeleitet von den altgriechischen Wörtern »gastron« = Magen oder Bauch und »enteron« = Darm) bezeichnet. Ist dagegen nur der Dickdarm betroffen, spricht man von einer Colitis (von dem altgriechischen Wort von »colon« = Darm oder Wurst).

Bei dem hier beschriebenen Krankheitsbild handelt es sich ganz allgemein um eine entzündliche Erkrankung des Magen-Darm-Traktes, deren häufigste Symptome Erbrechen, Durchfall, Übelkeit, Appetitlosigkeit, nicht exakt lokalisierbare Bauchschmerzen und manchmal auch Fieber sind.

Dabei führen anhaltende Durchfälle zu großem Verlust an Flüssigkeit und Elektrolyten, wodurch man sich schlapp und müde fühlt. Infolge des Elektrolytmangels können außerdem gelegentlich Wadenkrämpfe auftreten.

Das Spektrum an Auslösern für eine Magen-Dünndarm-Entzündung ist sehr vielfältig und erstreckt sich von Bakterien, Viren, mikroskopisch kleinen Pilzen über Einzeller sowie Gifte bis hin zu Nahrungsmitteln, die bei manchen Menschen Allergien oder Unverträglichkeitsreaktionen hervorrufen.

Sollte eine Magen-Darm-Entzündung länger als 7 Tage dauern, ist es ratsam, sich nicht ausschließlich auf die Anwendung von Hausmitteln zu verlassen, sondern einen Arzt aufzusuchen.
Zu den bewährten Hausmitteln, die bei derartigen Entzündungen oftmals Linderung verschaffen, gehört auch der *Beinwelltee (s. S. 114)*, von dem man dann täglich 2–4 Tassen trinken kann. Allerdings reicht diese Flüssigkeitsmenge nicht, um den gesamten täglichen Bedarf des Körpers an Flüssigkeit zu decken. Daher empfiehlt es sich, zusätzlich zu dem Beinwelltee mindestens noch 1,5 Liter elektrolytreiches Mineralwasser zu trinken.

Diabetes

Der komplette medizinische Fachbegriff für diese Erkrankung, die landläufig auch als Zuckerkrankheit bekannt ist, ist Diabetes mellitus, was so viel wie honigsüßer Durchfluss bedeutet.
Aus medizinischer Sicht stellt Diabetes mellitus einen Sammelbegriff für mehrere Stoffwechselerkrankungen dar, bei denen es in erster Linie zu einer Überzuckerung des Blutes kommt. Diese entsteht, wenn die Bauchspeicheldrüse dauerhaft nicht ausreichende Mengen an Insulin produzieren kann, welches im Körper den Blutzuckerspiegel senkt.
Prinzipiell gehört die Behandlung von Diabetes mellitus in die Hand eines Arztes. Man kann sich jedoch mit dem Arzt abstimmen, um das regelmäßige Trinken von *Beinwelltee (s. S. 114)* in die Behandlung mit einzubeziehen.

Durchfall

Für allgemeine Informationen zum Krankheitsbild lesen Sie den entsprechenden Abschnitt im Kapitel Anwendungsbereiche der Ringelblume auf S. 68.

Zur Behandlung von Durchfalls kann man täglich bis zu 3 Tassen *Beinwelltee (s. S. 114)* trinken.

Ekzem

Eine Erläuterung zum Krankheitsbild Ekzem finden Sie im entsprechenden Abschnitt des Kapitels Anwendungsbereiche für die Echte Kamille auf S. 88.

Mit Beinwell lassen sich Ekzeme sowohl innerlich als auch äußerlich behandeln. Zur inneren Behandlung eignet sich aufgrund seiner blutreinigenden Wirkung *Beinwell-Honig-Essig (s. S. 117)* hervorragend. Dagegen haben sich für die äußerliche Anwendung *Beinwellsalbe (s. S. 115f.)* und *Ringelblumen-Beinwell-Salbe (s. S. 56)* als sehr probate Mittel erwiesen.

Entzündungen der Zahnfleischränder

Allgemeine Erklärungen zu dieser Erkrankung finden Sie im entsprechenden Abschnitt des Kapitels Anwendungsbereiche der Echten Kamille auf S. 89.

Zur Behandlung einer Gingivitis kann man täglich mehrmals eine Mundspülung mit handwarmem *Beinwelltee (s. S.114)* durchführen. Dabei hat es sich bewährt, den Tee etwas stärker zuzubereiten (1–2 Teelöffel Beinwellblätter mehr pro 250 ml Wasser).

Fersenrisse

Allgemeines zu Fersenrissen können Sie im entsprechenden Abschnitt des Kapitels Anwendungsbereiche der Ringelblume auf S. 68 nachlesen.

Zur Behandlung eignen sich Fußbäder mit *Beinwell-Badezusatz (s. S. 117)* sowie das Eincremen mit *Beinwellsalbe (s. S. 115f.)* oder *Ringelblumen-Beinwell-Salbe (s. S. 56).*

Fußpilz

Auslöser dieser Erkrankung, deren medizinischer Fachausdruck Tinea pedis lautet, sind mikroskopisch kleine Fadenpilze, welche die Haut, Hornhaut, Haare sowie die Finger- und Zehennägel befallen können. Die betroffenen Stellen sind fast immer gerötet, nässen oft und jucken nahezu ununterbrochen. Außerdem treten häufig Blasen, Hautrisse und Entzündungen auf.

Ist die Diagnose Fußpilz gestellt, sollte man besonders auf bestimmte hygienische Grundsätze achten, wie etwa kein gemeinsames Benutzen von Hand- und Seifentüchern, weil diese Krankheit sehr schnell übertragbar ist.

Zur Therapie eignet sich *Beinwellsalbe (s. S. 115f.)* hervorragend, mit der sogar schon sehr hartnäckige Formen des Fußpilzes erfolgreich bekämpft wurden. Diese Salbe 2- bis 3-mal pro Tag in die betroffenen Körperbereiche einmassieren. Dabei besonders darauf achten, dass auch genügend Salbe in die Bereiche zwischen den Zehen gelangt (weil sich hier oft »Verstecke« befinden, in denen die Pilze die Behandlung überstehen).

Gerstenkorn (Hordeolum)

Lesen Sie dazu auch den entsprechenden Abschnitt im Kapitel Anwendungsbereiche für die Ringelblume auf S. 70.

Eine unterstützende Behandlung kann nach Absprache mit dem Arzt durch *Beinwellsalbe (s. S. 115f.)* erfolgen.

Gicht
Für eine allgemeine Erläuterung der Erkrankung lesen Sie den entsprechenden Abschnitt im Kapitel Anwendungsbereiche für die Ringelblume auf S. 71. Die schmerzenden Gelenke können mehrmals täglich mit *Beinwellsalbe (s. S. 115f.)* oder *Ringelblumen-Beinwell-Salbe (s. S. 56)* und/oder *Beinwelltinktur (s. S. 112)* eingerieben werden. Außerdem bieten sich Vollbäder mit *Beinwell-Badezusatz (s. S. 117)* an.

Gürtelrose (Herpes zoster)
Umgangssprachlich wird Herpes zoster auch als Gürtel- oder Gesichtsrose bezeichnet. Es handelt sich dabei um eine schmerzhafte Viruserkrankung, bei der auf einer Körperseite ein streifenförmiger Hautausschlag mit Bläschenbildung auftritt.
Herpes zoster ist keinesfalls nur eine Bagatellerkrankung, und deshalb muss unbedingt eine ärztliche Behandlung erfolgen, bei der zumeist Virostatika eingesetzt werden. Zur Unterstützung der Heilung können – in Absprache mit dem Arzt – die betroffenen Körperbereiche zusätzlich mit *Beinwellsalbe (s. S. 115f.)* oder *Ringelblumen-Beinwell-Salbe (s. S. 56)* eingecremt oder kühle Kompressen mit *Beinwellblätter-Brei (s. S. 114)* und/oder *Beinwellwurzel-Brei (s. S. 115)* aufgelegt werden.

Hexenschuss

Als Hexenschuss, auch Lumbago, Lumbalgie oder Lumbal-Syndrom genannt, bezeichnet man umgangssprachlich plötzlich auftretende Schmerzen im Rücken-, Lenden- und/oder Gesäßbereich. Ein weiteres ganz typisches Symptom stellt bei einem Hexenschuss die stark eingeschränkte Bewegungsfähigkeit dar.

In der Regel klingt ein Hexenschuss nach ein paar Tagen von allein ab. Es bietet sich allerdings an, diesen Selbstheilungsprozess durch geeignete Maßnahmen zu unterstützen.

Beispielsweise können die schmerzenden Körperbereiche mehrmals täglich mit *Beinwellsalbe (s. S. 115f.), Ringelblumen-Beinwell-Salbe (s. S. 56)* und/oder *Beinwelltinktur (s. S. 112)* eingerieben werden. Außerdem tragen warme Kompressen mit *Beinwellblätter-Brei (s. S. 114)* und/oder *Beinwellwurzel-Brei (s. S. 115)* zur Linderung des Hexenschusses bei.

Obwohl Vollbäder mit *Beinwell-Badezusatz (s. S. 117)* ebenfalls lindernd wirken, sind diese nur bedingt anzuraten, weil es aufgrund der starken Schmerzen oft zur Tortur wird, wieder aus der Badewanne herauszukommen.

Uralte sprachliche Wurzeln

Der Begriff »Hexenschuss« stammt aus dem frühen Mittelalter. Damals glaubten die Menschen, dass Hexen die Verursacher dieser Erkrankung seien. Man ging davon aus, dass die Hexen, bei denen es sich in den meisten Fällen um von der Gesellschaft geächtete Frauen handelte, mittels eines bösen Blicks oder eines sonstigen Zaubers

17 Bei Rücken- und Muskelschmerzen lohnt sich ein Versuch mit Beinwellsalbe oder -brei.

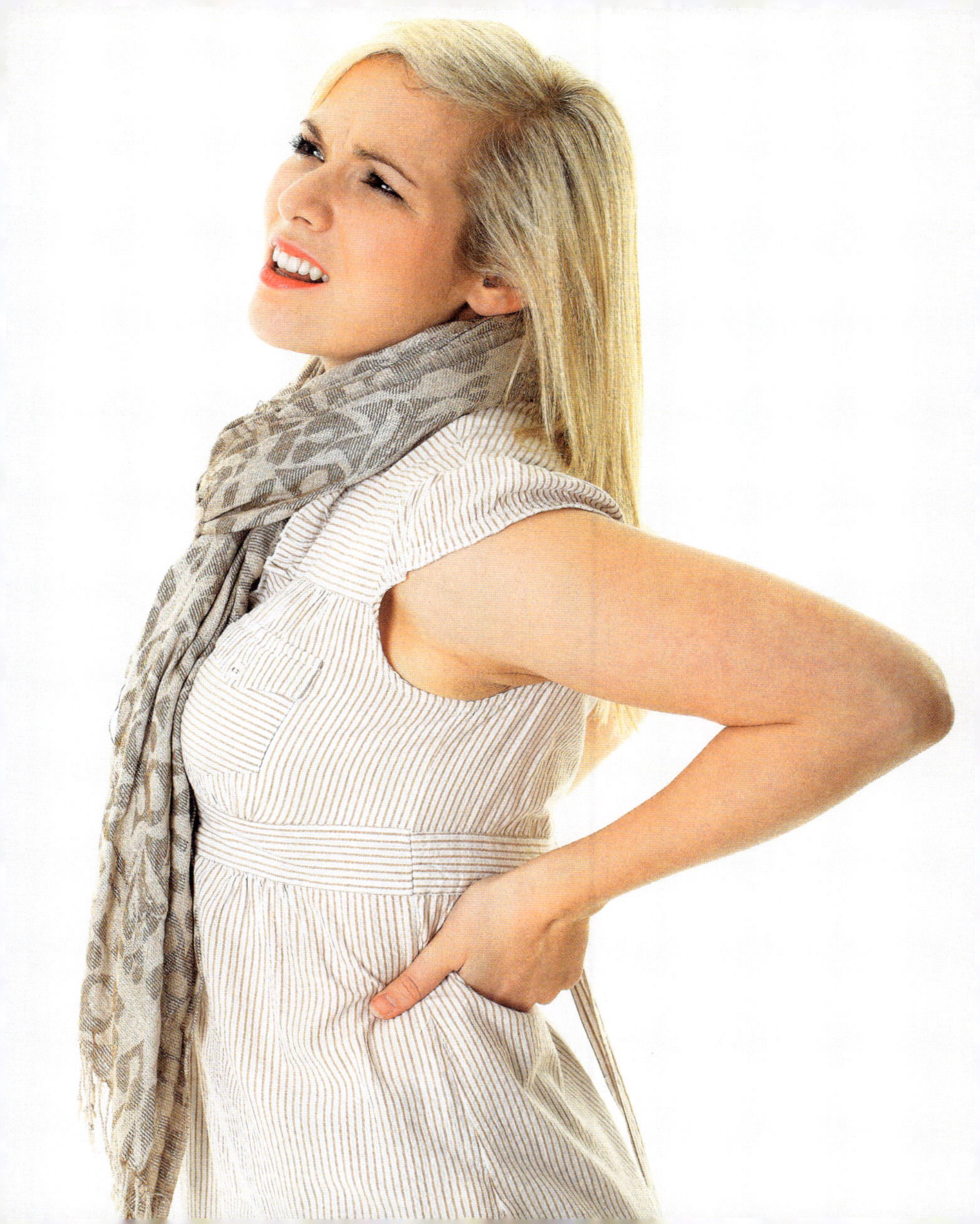

einen Schmerz in den Gliedern anderer Menschen hervorrufen könnten. Weil dieser Schmerz so plötzlich auftrat, verglich man ihn mit einem Schuss.
Interessanterweise existiert der Begriff »Hexenschuss« nicht nur in der deutschen Sprache, sondern auch schon im Altenglischen, das etwa in der Zeit von 450–1000 n. Chr. gesprochen wurde. Neben dem *haegtessan* (Hexenschuss) findet man in dieser Sprache noch den *ylfagescot,* was so viel wie »Elbenschuss« bedeutet. Elben wurden zur damaligen Zeit genau wie Hexen als böse mystische Wesen angesehen.

Insektenstiche
Allgemeine Erläuterungen hierzu finden Sie im entsprechenden Abschnitt des Kapitels Anwendungsbereiche für die Ringelblume auf S. 73.
Zur Behandlung einen kleinen Wattebausch mit *Beinwelltinktur (s. S. 112)* tränken und 30 Sekunden lang fest auf die betroffene Stelle drücken. Bei besonders schmerzhaften Stichen, wie sie beispielsweise Hornissen verursachen, ist es ratsam, den Wattebausch mit einem Pflaster auf der Einstichstelle zu befestigen, damit die Extrakte des Beinwells länger einwirken können.

Ischialgie
Umgangssprachlich fast nur als Ischias oder Ischiassyndrom bezeichnet, handelt es sich um zumeist sehr starke Dauerschmerzen im Versorgungsgebiet des Ischiasnervs, des Nervus ischiadicus. Diese Schmerzen können unter anderem durch einen Bandscheibenvorfall, Abnutzung einer Bandschei-

be, Schiefstellung der Wirbelsäule oder sonstige Situationen entstehen, bei denen ein länger anhaltender Druck auf die Nervenwurzeln ausgeübt wird. Allein mit herkömmlichen Mitteln aus der Hausapotheke lässt sich diese Erkrankung normalerweise nicht kurieren, weshalb man sich bei einer Ischialgie sofort in ärztliche Behandlung begeben sollte. Allerdings lässt sich die medizinische Behandlung durch mehrmals tägliche Einreibungen mit *Beinwelltinktur (s. S. 112)* unterstützen.

Knochenhautentzündung

Bei einer Knochenhautentzündung handelt es sich um eine zumeist sehr schmerzhafte Erkrankung, die vorwiegend durch Bakterien, Überbelastung und mechanische Einwirkungen (z.B. einen Tritt gegen das Schienbein) verursacht wird.

Um den Heilungsverlauf zu fördern, ist eine Schonung des betroffenen Körperbereiches sehr empfehlenswert. Das bedeutet nicht, dass man gänzlich auf Bewegung verzichtet, allerdings sollte diese wohl dosiert und ohne Anstrengung erfolgen.

Neben dem täglichen Eincremen mit *Beinwellsalbe (s. S. 115f.)* oder *Ringelblumen-Beinwell-Salbe (s. S. 56)* tragen auch Kompressen mit *Beinwellblätter-Brei (s. S. 114)* und/oder *Beinwellwurzel-Brei (s. S. 115)* zu einer Linderung der Erkrankung sowie zu einem schnelleren Heilungserfolg bei.

Krampfadern und Venenentzündungen

Siehe für allgemeine Erläuterungen zu den beiden Krankheitsbildern den entsprechenden Abschnitt im Kapitel Anwendungsbereiche für die Ringelblume auf S. 73.

Der Beinwell kann hier in verschiedenen Formen angewendet werden, die sich in ihrer Heilwirkung alle als sehr gut erwiesen haben. So ist es möglich, täglich warme Kompressen mit *Beinwellblätter-Brei (s. S. 114)* und/oder *Beinwellwurzel-Brei (s. S. 115)* auf die betroffenen Körperstellen zu legen. Des Weiteren hat es sich bewährt, die Krampfaderbereiche jeden Abend mit *Beinwellsalbe (s. S. 115f.)* oder *Ringelblumen-Beinwell-Salbe (s. S. 56)* einzureiben. Für Einreibungen am Tag bietet sich auch *Beinwelltinktur (s. S. 112)* an.

Nagelbettentzündungen

Allgemeine Erläuterungen zu Nagelbettentzündungen finden Sie im entsprechenden Abschnitt des Kapitels Anwendungsbereiche für die Ringelblume auf S. 76.

Für ein Finger- oder Zehenbad bereiten Sie 1–2 Liter reinen *Beinwelltee (s. S. 114)* zu. Sobald dieser auf 35–40 °C abgekühlt ist, den Finger bzw. die Zehe 10–15 Minuten lang darin baden. Danach den betroffenen Bereich an der Luft trocknen lassen und anschließend mit *Beinwellsalbe (s. S. 115f.)* oder *Ringelblumen-Beinwell-Salbe (s. S. 56)* eincremen. Bei besonders schlecht heilenden Entzündungen kann man zusätzlich eine Kompresse mit *Beinwellwurzel-Brei (s. S. 115)* um die betroffene Zehe bzw. den Finger wickeln.

Narbenschmerzen

Narbenschmerzen äußern sich oftmals in einem ständigen Ziehen oder dumpfen Bohren an der betroffenen Körperstelle. Darüber hinaus können Narben Missempfindungen hervorrufen, die sich als Taubheits-, Kälte- oder Hitzegefühl sowie als Jucken und Kribbeln äußern. Ganz besonders häufig treten derartige Symptome an bzw. um Brandnarben herum auf.

Eine Linderung lässt sich bei derartigen Beschwerden erreichen, indem die entsprechenden Bereiche (bei Bedarf auch mehrmals täglich) mit *Beinwellsalbe (s. S. 115f.)* oder *Ringelblumen-Beinwell-Salbe (s. S. 56)* eingecremt und/oder mit *Beinwelltinktur (s. S. 112)* eingerieben werden.

Rippenfellentzündung

Das Rippenfell überzieht die Lungen und kleidet den Brustraum von innen aus. In der medizinischen Fachsprache wird eine Erkrankung dieses Organs als Pleuritis, abgeleitet von dem altgriechischen Wort »pleura« = Rippe, Flanke oder Seite, bezeichnet.

Diese Erkrankung kann sowohl auf infektiösem Weg durch Bakterien, Pilze und Viren als auch auf nichtinfektiösem Weg durch Krebsgeschwulste und rheumatische Erkrankungen ausgelöst werden. Das häufigste Symptom der Rippenfellentzündung ist ein beim Atmen auftretender starker Schmerz im Brustbereich. Es können sich aber auch Rippenfellentzündungen entwickeln, die nahezu schmerzfrei verlaufen. Diese werden zumeist anhand des sogenannten »Lederknarrens« diagnostiziert, das der Arzt beim Abhören mit dem Stethoskop wahrnimmt.

Wie zahlreiche andere hier vorgestellte Erkrankungen bedarf eine Rippenfellentzündung unbedingt einer ärztlichen Behandlung. Der Heilungsverlauf lässt sich jedoch durch das Auflegen warmer Kompressen mit *Beinwellblätter-Brei (s. S. 114)* und/oder *Beinwellwurzel-Brei (s. S. 115)* unterstützen.

Schuppenflechte

Bei der Schuppenflechte oder Psoriasis handelt es sich um eine nicht ansteckende Hautkrankheit, die vor allem an den Ellenbogen und auf dem Kopf auftritt. Sie äußert sich durch eine extrem starke Bildung von Schuppen, die mit entzündeten Arealen auf der Haut einhergehen. Die Ursachen der Schuppenflechte, die in der Folge auch krankhafte Veränderungen an den Finger- und Zehennägeln sowie an Gelenken und Bändern bewirken kann, sind bisher noch nicht vollständig aufgeklärt.

Zur Behandlung der Schuppenflechte bieten sich sowohl *Beinwellsalbe (s. S. 115f.)* als auch *Ringelblumen-Beinwell-Salbe (s. S. 56)* an. Die betroffenen Hautbereiche täglich 1- bis 2-mal damit eincremen.

Sehnenscheidenentzündung

Für allgemeine Informationen zum Krankheitsbild lesen Sie den entsprechenden Abschnitt des Kapitels Anwendungsbereiche für die Ringelblume auf S. 77.

Zur Behandlung können Sie *Beinwelltinktur (s. S. 112),* Beinwellsalbe *(s. S. 115f.)* und/oder *Ringelblumen-Beinwell-Salbe (s. S. 56)* mehrmals täglich auftragen. Außerdem fördern Kompressen mit *Beinwellwurzel-Brei (s. S. 115)* den Heilungsverlauf.

Roter Sonnenhut – Heilkraft aus der Prärie

Trotz der allgemein positiven Heilwirkung des Roten Sonnenhutes werden seine Wirkstoffe bzw. die aus ihm hergestellten Präparate von manchen Menschen nicht gut vertragen. Als Gegenreaktionen auf die Einnahme dieser Mittel treten zuweilen Übelkeit, Ödeme, Atemnot, Juckreiz, Gesichtsschwellungen, Blutdruckabfall und Ausschlag auf.
Während eine kurzzeitige Anwendung von Rotem Sonnenhut die körpereigenen Abwehrkräfte mobilisiert, bewirkt eine längerfristige oder gar dauerhafte Einnahme mitunter genau das Gegenteil. Dann kann es passieren, dass sich die Funktionstüchtigkeit des natürlichen Abwehrsystems allmählich reduziert. Außerdem sollten Patienten, die an Tuberkulose, Leukose, Aids oder multipler Sklerose erkrankt sind, generell auf die Einnahme von Echinacea-Präparaten verzichten. Das gilt ebenfalls für Menschen, die auf Korbblütengewächse allergisch reagieren oder an Diabetes mellitus leiden. Des Weiteren sollten auch Schwangere, Stillende, Babys und Kleinkinder diese Präparate nicht einnehmen. Bei Babys und Kleinkindern ist vor allem deshalb von diesen Mitteln abzuraten, weil sich deren Immunsystem noch in der Entwicklung befindet und somit schnell langfristige Schäden entstehen können. Kinder ab zwölf Jahren können Echinacea-Mittel einnehmen.

Heilrezepturen mit Rotem Sonnenhut

Sonnenhut-Honigauszug

½ Handvoll frische Sonnenhutblätter und/oder -blüten
250 ml Naturhonig

Nach dem Waschen die Blätter/Blüten so lange abtropfen lassen, bis sich nahezu kein Wasser mehr an ihnen befindet, und sie dann mit einer Schere etwas zerkleinern. Dieses Pflanzenmaterial in ein leeres Glas füllen und den Honig darübergeben. Das verschlossene Glas mindestens 30 Tage lang an einen warmen, schattigen bis halbschattigen Platz stellen. Danach den gesamten Inhalt durch ein Haarsieb gießen und den Honigauszug auffangen. Zur Aufbewahrung füllt man den Sonnenhut-Honigauszug am besten in eine dunkle, verschließbare Flasche oder ein ebenso gefärbtes Glas. Bei kühler Lagerung hält sich der Auszug 3 Monate.

Sonnenhutölauszug

2 gehäufte Hände voll frische Sonnenhutblüten
300 ml Oliven- oder Sonnenblumenöl
12 Tropfen Antiranz (verhindert schnelles Ranzigwerden)

Der Sonnenhutölauszug wird auf die gleiche Weise hergestellt wie der Ringelblumenölauszug (s. S. 48). Kühl gelagert, ist er 3 Monate haltbar.

Sonnenhuttinktur

1 Handvoll (vorzugsweise) frische Sonnenhutblätter und/oder -blüten; falls nicht verfügbar, eignet sich auch getrocknetes Sammelgut
500 ml Alkohol (mindestens 50%ig)

Die Blätter/Blüten auf die gleiche Weise waschen und zerkleinern, wie im Rezept für den Sonnenhut-Honigauszug (s. S. 131) beschrieben. Das zerkleinerte Material in ein verschließbares Glas füllen und den Alkohol darüber-

18 Naturreiner Honig ist ein höchst gesundes Nahrungsmittel.

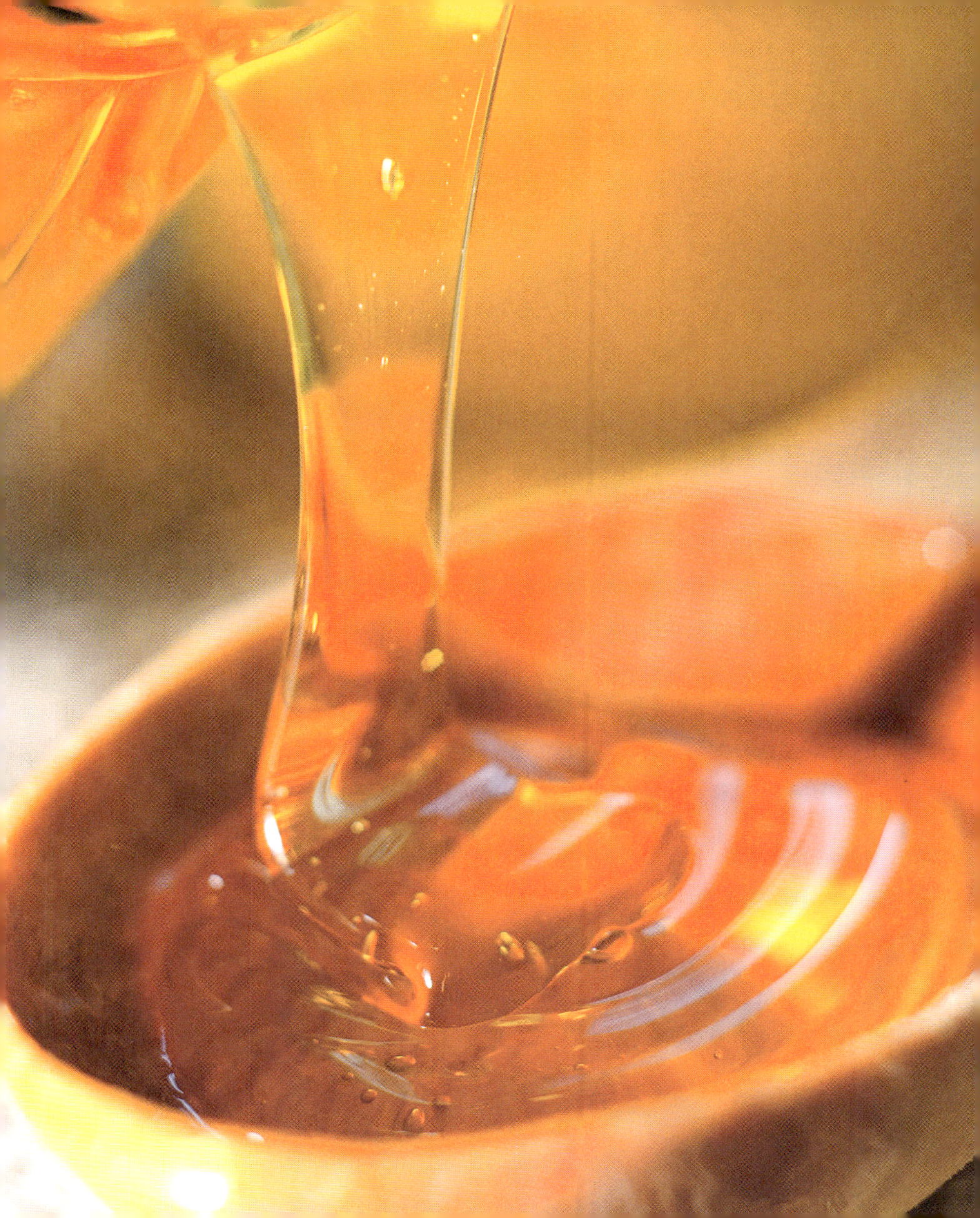

gießen. Anschließend das Glas etwa 4 Wochen lang an einen warmen, etwas abgedunkelten Ort stellen. Danach den gesamten Inhalt des Glases durch eine Kaffeefiltertüte abgießen. Bei der dabei aufgefangenen Flüssigkeit handelt es sich bereits um die fertige Tinktur. Zur Aufbewahrung sollte sie in eine dunkle, verschließbare Flasche gefüllt und möglichst kühl gelagert werden. Innerhalb von 3 Monaten verbrauchen.

Sonnenhutsalbe (auch als Echinacea-Salbe bezeichnet)

150 ml Sonnenhutölauszug
120 g Bienenwachs
25 Tropfen Sonnenhuttinktur
10 Tropfen Teebaumöl

Den Sonnenhutölauszug und das Bienenwachs in einen kleinen Topf geben und im Wasserbad so lange erhitzen, bis sich beide Substanzen komplett verflüssigt haben.

Anschließend den Topf aus dem Wasserbad nehmen und während des Abkühlens die Sonnenhuttinktur und das Teebaumöl hinzufügen. Danach die Salbe in kleine, verschließbare Keramik-, Plastik- oder Porzellangefäße füllen. In diesen Gefäßen die Salbe während des Abkühlungsprozesses immer wieder vorsichtig mit dem Stiel eines Teelöffels umrühren. Zur Lagerung dieses Medikaments eignet sich am besten ein kühler, trockener Raum. Dann ist es etwa 3 Monate lang haltbar.

Anwendungsbereiche für den Roten Sonnenhut

Aphthen

Für allgemeine Informationen zu Aphthen lesen Sie den entsprechenden Abschnitt des Kapitels Anwendungsbereiche für Ringelblume auf S. 65.

Zur Behandlung von Aphthen bieten sich täglich mehrmalige Mundspülungen an. Geben Sie dazu 25–30 Tropfen *Sonnenhuttinktur (s. S. 132)* in 100 ml Wasser. Solche Spülungen sind auch bei allgemeinen Entzündungen im Mundbereich sehr zu empfehlen.

Brandwunden und leichter Sonnenbrand

Eine allgemeine Erläuterung zum Krankheitsbild finden Sie im entsprechenden Abschnitt des Kapitels Anwendungsbereiche für Ringelblume auf S. 68.

Sowohl bei Brandwunden als auch leichtem Sonnenbrand hat sich das mehrmals tägliche Auftragen von *Sonnenhutsalbe (s. S. 134)* bewährt. Dadurch wird nicht nur der Heilungsprozess gefördert, sondern auch das Schmerzgefühl gelindert.

Ekzeme

Allgemeine Erklärungen zum Ekzem finden sich im entsprechenden Abschnitt des Kapitels Anwendungsbereiche für Echte Kamille auf S. 88.

Sonnenhutsalbe *(s. S. 134)*, mehrmals täglich auf das Ekzem aufgetragen, hat sich als gutes Mittel zur Ekzem-Behandlung erwiesen.

Erkältungskrankheiten

Lesen Sie auch die Informationen zum Krankheitsbild im entsprechenden Abschnitt des Kapitels Anwendungsbereiche für Melisse auf S. 106.

Als ein sehr gut wirksames Mittel hat sich *Echinacea-Presssaft (s. S. 47)* erwiesen. Von diesem anfangs täglich 3-mal 50 Tropfen einnehmen. Nach zwei Tagen die Dosis auf jeweils 30 Tropfen reduzieren. Zur Unterstützung dieser Behandlung kann man einige Male pro Tag mit verdünnter *Sonnenhuttinktur (s. S. 132)* gurgeln. Dazu gibt man 30 Tropfen Tinktur in 100 ml Wasser.

Bei leichten Infekten sollte man auf eine Behandlung mit Presssaft verzichten und stattdessen 3-mal täglich einen Esslöffel *Sonnenhut-Honigauszug (s. S. 131)* einnehmen. Außerdem bietet es sich bei Erkältungen an, den Hals- und Brustbereich 2-mal täglich mit *Sonnenhutsalbe (s. S. 134)* einzucremen.

Furunkel

Furunkel leitet sich von dem lateinischen Wort »furunculus« ab, was so viel wie kleiner Dieb bedeutet. Bei einem Furunkel handelt es sich um eine tief in der Haut liegende, schmerzhafte Entzündung eines oder mehrerer Haarbälge. Die Erkrankung wird durch Bakterien ausgelöst, die zuvor in die Haarbälge eingedrungen sind. Der Bereich um den Haarbalg beginnt zu eitern, und es entsteht ein schmerzender Pfropf, der sich beulenartig unter der Haut hervorwölbt. Ein solcher Pfropf kann spontan aufplatzen und seinen Inhalt entleeren. In diesem Fall bildet sich an der Entleerungsstelle später eine Narbe.

Zur Behandlung eines Furunkels eignet sich *Sonnenhutsalbe (s. S. 134)*, die mehrmals täglich auf die betroffene Körperstelle aufgetragen werden sollte.

Hämorrhoidalleiden

Für allgemeine Erläuterungen zu dieser Erkrankung lesen Sie den entsprechenden Abschnitt im Kapitel Anwendungsbereiche für Ringelblume auf S. 71.

Zusätzlich zur Behandlung der Hämorrhoiden mit Ringelblumen-Präparaten kann man den betroffenen Bereich kurz vor dem Schlafengehen mit *Sonnenhutsalbe (s. S. 134)* eincremen.

Harnblasenentzündung

Diese im medizinischen Sprachgebrauch als Cystitis bezeichnete Erkrankung wird in den meisten Fällen durch Bakterien verursacht, die in die Harnwege eingedrungen sind. Oftmals ist eine ärztliche Therapie notwendig, welche man mit Sitzbädern gut unterstützen kann. Hierzu 2–3 Esslöffel *Echinacea-Presssaft (s. S. 47)* auf 30 Liter handwarmes Wasser geben. Sitzbäder mit Rotem Sonnenhut haben sich auch bei allgemeinen Unterleibsbeschwerden bewährt, wobei Sie zusätzlich noch täglich einen halben Teelöffel Presssaft einnehmen können. Die innerliche Anwendung trägt zur Stärkung des Immunsystems bei.

Hautreizungen

Bei geröteter oder gereizter Haut sowie leichtem Sonnenbrand hat sich das – bei Bedarf auch mehrmals tägliche – Auftragen von *Sonnenhutsalbe (s. S. 134)* bewährt.

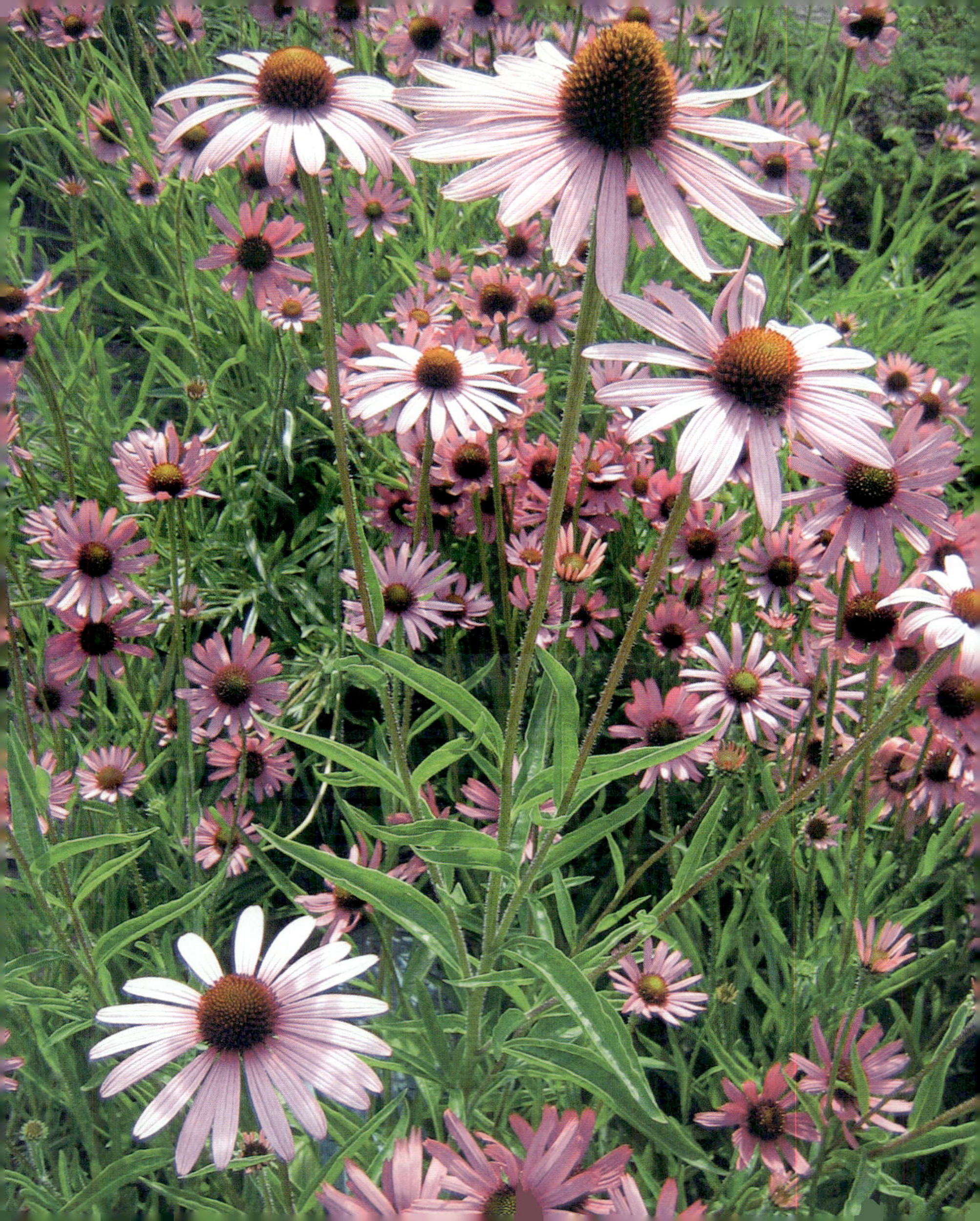

Insektenstiche

Lesen Sie dazu auch den entsprechenden Abschnitt im Kapitel Anwendungsbereiche für Ringelblume auf S. 73 sowie im Kapitel Anwendungsbereiche für Beinwell auf S. 126.

Der Einstichbereich kann sowohl mit *Sonnenhutsalbe (s. S. 134)* als auch mit *Sonnenhuttinktur (s. S. 132)* behandelt werden.

Krampfadern und Venenentzündungen

Allgemeine Informationen zum Krankheitsbild finden Sie im entsprechenden Abschnitt des Kapitels Anwendungsbereiche für Ringelblume auf S. 73.

Auch *Sonnenhutsalbe (s. S. 134)* hat sich als Mittel gegen Krampfadern und Venenentzündungen sehr gut bewährt. Tragen Sie die Salbe 1- bis 2-mal täglich auf die betroffenen Stellen auf.

Lippenherpes

Lesen Sie für allgemeine Erklärungen zu Lippenherpes den entsprechenden Abschnitt des Kapitels Anwendungsbereiche für Melisse auf S. 107.

Für die Herpes-Behandlung eignet sich neben der Melisse auch *Sonnenhutsalbe (s. S. 134),* die mehrmals täglich direkt auf die Bläschen aufgetragen werden sollte.

Muskelzerrungen und Muskelkater

Allgemeine Erläuterungen hierzu finden Sie im entsprechenden Abschnitt des Kapitels Anwendungsbereiche für Ringelblume auf S. 74.

Die Behandlung der betroffenen Körperbereiche kann sowohl mit *Sonnen-*

19 Innerlich eingenommen, stärkt der Rote Sonnenhut das Immunsystem.

hutsalbe (s. S. 134) als auch mit *Sonnenhuttinktur (s. S. 132)* erfolgen. Die Präparate mehrmals täglich auftragen.

Neurodermitis

Diese chronische, nicht ansteckende Erkrankung der Haut wird auch oft als atopische Dermatitis oder endogenes Ekzem bezeichnet. Die wichtigsten Symptome dieser Erkrankung sind gerötete, schuppende, manchmal auch nässende Haut und ein extrem starker Juckreiz.

Zur unterstützenden Behandlung von Neurodermitis eignet sich *Sonnenhutsalbe (s. S. 134)*, die vor allem den Juckreiz lindert.

Schuppenflechte

Nähere Informationen zu dieser Erkrankung erhalten Sie im entsprechenden Abschnitt des Kapitels Anwendungsbereiche für Beinwell auf S. 130.

Zur Behandlung einer Schuppenflechte eignet sich *Sonnenhutsalbe (s. S. 134)* sehr gut.

Wundbehandlung

Allgemeine Erläuterungen zur Wundbehandlung können Sie im entsprechenden Abschnitt des Kapitels Anwendungsbereiche für Ringelblume auf S. 79 nachlesen.

Tragen Sie auf Wunden 1- bis 2-mal täglich *Sonnenhutsalbe (s. S. 134)* auf. Falls möglich, verzichten Sie darauf, die Wunde anschließend zu verbinden oder mit einer Kompresse abzudecken, damit reichlich Luft an sie herankommt, wodurch der Heilungsprozess beschleunigt wird.

Klosterkräuter in der Kosmetik

Ringelblume

Die Ringelblume gehört zu denjenigen Pflanzen, die in der Naturkosmetik in vielfältiger Weise verwendet werden. So nutzt man die Ringelblume beispielsweise für Dampfbäder und Gesichtsmasken.
Nachfolgend werden einige dieser kosmetischen Anwendungen vorgestellt:

Kosmetische Rezepturen mit Ringelblume

Ringelblumen-Gesichtsmaske
Gesichtsmasken wirken auf die Haut nicht nur anregend und reinigend, sondern lassen sich auch problemlos selbst herstellen.

Für 1 Anwendung benötigen Sie:
5 ml Ringelblumen-Presssaft (aus Blüten, Blättern und/oder Stielen)
20 ml Rosenwasser
½ Messlöffel Agar-Agar (in Apotheke und Drogerie erhältlich;
hierbei handelt es sich um ein aus den Zellwänden von Algen hergestelltes Pulver, das beim Kontakt mit Wasser eine geleeähnliche Masse bildet)
100 ml Wasser

Zu dem Presssaft und dem Rosenwasser das Agar-Agar geben und alles in dem Wasser so lange leicht erwärmen, bis sich das Agar-Agar vollständig auf-

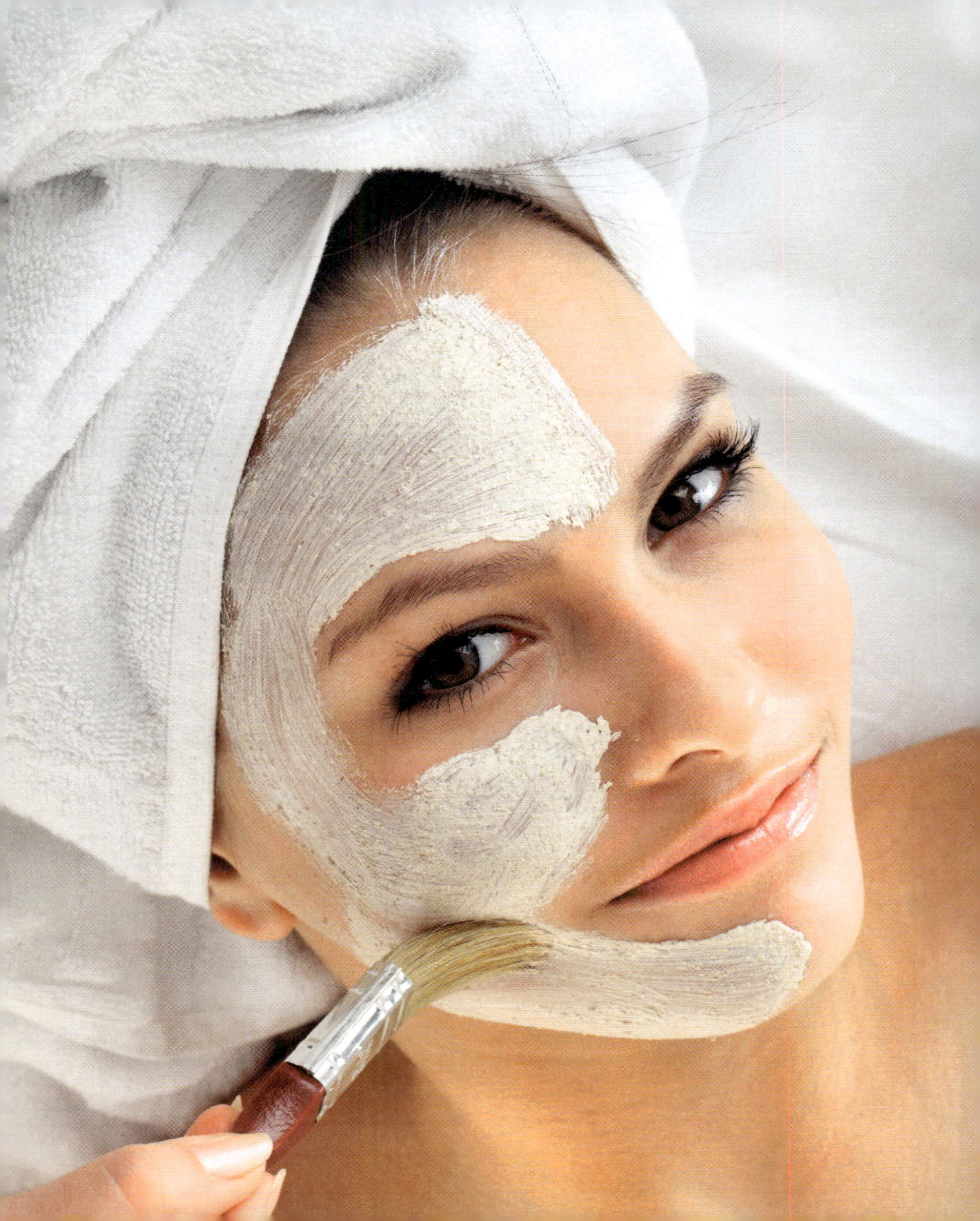

gelöst hat. Danach warten, bis die Mischung sich so weit verdickt hat, dass sie nicht mehr tropft, und mit einem Pinsel oder den Fingerspitzen auf das zuvor gereinigte Gesicht auftragen. Nach einer Einwirkzeit von 20–30 Minuten die Maske mit warmem Wasser abwaschen.

Ringelblumen-Gesichtsdampfbad

Ein Gesichtsdampfbad empfiehlt sich sowohl vor dem Auftragen einer Gesichtsmaske als auch bei entzündeter Haut sowie bei Hautunreinheiten (Mitessern).

Für 1 Anwendung benötigen Sie:
3 EL Ringelblumen- oder Ringelblumen-Arnika-Tinktur
1 l Wasser

Die Ringelblumen- oder Ringelblumen-Arnika-Tinktur in eine Schüssel geben und mit 1 Liter kochendem Wasser übergießen.
Mit dem Gesicht über die Schüssel beugen, dabei ein Handtuch so über den Kopf legen, dass möglichst wenig Dampf entweichen kann. Das Dampfbad 3–5 Minuten lang auf das Gesicht einwirken lassen. Anschließend das Gesicht nicht mit einem Handtuch abreiben, sondern an der Luft trocknen lassen. Auf diese Weise erhöht sich der Effekt des Dampfbades noch zusätzlich.

Ringelblumen-Gesichtsöl

Dieses leicht selbst herzustellende Öl reinigt und belebt die Gesichtshaut.

20 Eine Kräuter-Gesichtsmaske pflegt und entspannt.

100 ml Ringelblumenölauszug (s. S. 48)
35 ml Maiskeimöl
10 Tropfen Pfefferminz-, Rosmarin-, Rosen- oder Latschenkieferextrakt (nach Belieben, um dem Ganzen eine besondere Duftnote zu verleihen)

Es hat sich bewährt, alle Zutaten zusammen in eine kleine, verschließbare Flasche zu geben und diese dann kräftig durchzuschütteln. Das dabei entstandene Ringelblumen-Gesichtsöl in die Gesichtshaut einmassieren und anschließend 10–15 Minuten einwirken lassen. Danach das Gesicht (ohne Seife) mit klarem Wasser abwaschen. Bei kühler Lagerung hält sich das Öl 3 Monate.

Ringelblumen-Gesichtswasser

30 ml Ringelblumen- oder Ringelblumen-Arnika-Tinktur (s. S. 50)
70 ml destilliertes Wasser
einige Tropfen Parfümöl

Genau wie bei der Herstellung des Ringelblumen-Gesichtsöls alle Bestandteile in ein verschließbares Fläschchen füllen und anschließend kräftig durchschütteln.
Dieses Gesichtswasser eignet sich besonders zur Pflege empfindlicher sowie trockener bis schuppiger Haut. Neben einem schönen Teint fördert es auch die Elastizität der Haut. Lagern Sie es kühl und verbrauchen Sie es innerhalb von 3 Monaten.

Behandlung von Altersflecken
Bei Altersflecken handelt es sich um Pigmentstörungen. Sie werden durch den Einfluss von UV-Strahlung, insbesondere durch Sonnenlicht, forciert und treten vor allem bei Menschen auf, die über 50 Jahre alt sind. Die Haut ist ab einem bestimmten Alter nicht mehr in der Lage, das Pigment Lipofuszin in vollem Umfang abzubauen. Dadurch entstehen dann vor allem auf den Handrücken, an den Unterarmen sowie im Gesicht lokal begrenzte hellbraune Flecken.
Diese lassen sich jedoch im Laufe der Zeit erheblich reduzieren, indem man sie täglich mit frischem *Ringelblumen-Presssaft* bestreicht.

Ringelblumen-Zitrus-Seife

91 g Natriumhydroxidpulver (Natronlauge)
235 ml eiskalter Kamillentee
200 ml Rapsöl (alternativ Sonnenblumenöl)
100 ml Olivenöl
100 ml Jojobaöl
50 g Mandelöl
200 g Kokosfett (frei von jeglichen Zusätzen)
50 g Sheabutter
1 Handvoll getrocknete Ringelblumenblüten, sehr fein gehackt
10 ml ätherisches Zitrusöl

Ganz einfach ausgedrückt, handelt es sich bei den Seifen um chemische Verbindungen, die aus der Reaktion von Laugen (auch als Basen bezeichnet) und Fetten entstehen. Dabei fällt als Nebenprodukt Wasser an. Und weil Natronlauge stark ätzend reagiert, sollten Sie bei der Seifenherstellung unbedingt eine Schürze, Gummihandschuhe und vor allem eine Schutzbrille tragen. Bei genauer Beachtung der Herstellungsanleitung kann zwar normalerweise nichts passieren, aber bekanntlich ist es immer besser, allen negativen Eventualitäten vorzubeugen.
Zunächst das Natriumhydroxidpulver unter ständigem Rühren in ganz kleinen Mengen in den Kamillentee geben, wobei sich dieser am besten in einem feuerfesten Glasgefäß befindet. Durch das Zugeben des Natriumhydroxidpulvers erwärmt sich der Tee sehr schnell und heftig. Dabei treten Dämpfe aus, weshalb dieser Arbeitsschritt nur in einem gut gelüfteten Raum oder noch besser im Freien erfolgen sollte. Um ein übermäßiges Erwärmen des Tees zu vermeiden, ist es außerdem ratsam, diese Arbeit immer wieder für 25–30 Minuten zu unterbrechen. Während dieser Zeit kann die Flüssigkeit ausreichend abkühlen. Danach gibt man unter weiterem Rühren die nächste kleine Menge Natriumhydroxidpulver in die Flüssigkeit. Nachdem das Natriumhydroxidpulver komplett eingerührt ist, erneut warten, bis die entstandene Natronlauge abgekühlt ist.
Nun in einem separaten Topf das Raps-, Oliven-, Jojoba- und Mandelöl sowie das Kokosfett und die Sheabutter erhitzen, bis sich alles verflüssigt hat. Anschließend den Topf vom Herd nehmen und die Natronlauge unter ständigem Rühren vorsichtig zu dem flüssigen Fett gießen. Den dabei entstehenden Seifenbrei so lange rühren, bis er eine puddingähnliche Konsistenz annimmt.

Jetzt die Ringelblumenblüten sowie das ätherische Zitrusöl hinzufügen, das Ganze nochmals kräftig durchrühren und die Masse in ein Keramikgefäß, beispielweise eine Schüssel, füllen. Nach dem Einfüllen ein Stück Pappe über die Schüssel legen und das Ganze 24 Stunden ruhen lassen. Während dieser Zeit härtet die Seife aus. Danach lässt sie sich mit einem scharfen Messer in handliche Stücke schneiden. Weil die Seife aber zu diesem Zeitpunkt trotzdem noch recht weich ist, sollten Sie sie vor dem Benutzen 3–4 Wochen in einem luftigen, jedoch nicht zu warmen Raum weiter trocknen lassen.

Um Ihre Seifenstücke besonders ansprechend zu gestalten, können Sie vor dem Einfüllen des Seifenbreis ein paar getrocknete Ringelblumen- und/oder Kamillenblüten in der Schüssel verteilen.

Echte Kamille

Die Echte Kamille gehört zu den Kräutern, die bei der Pflege und Reinigung der Haut eine besonders hohe Wertschätzung genießen. Aus diesem Grund ist Kamille nicht nur Bestandteil pflegender Cremes, sondern kommt auch in anderen Anwendungsformen oft zum Einsatz, beispielsweise als Gesichtsmaske, Dampfbad oder in Haarspülungen.

Kosmetische Rezepturen mit Echter Kamille

Kamille-Mandelkleie-Gesichtsmaske

Diese Gesichtsmaske sollte bevorzugt bei fettiger, von Mitessern verunreinigter Haut angewendet werden.

Für 1 Anwendung benötigen Sie:
2 gehäufte Esslöffel Mandelkleie (in der Apotheke erhältlich)
etwas Kamillentee (s. S. 83) mit einer Temperatur von ca. 35 °C

Die Mandelkleie in eine kleine Schüssel geben. Anschließend unter ständigem Rühren so lange Kamillentee dazugießen, bis eine geschmeidige, gut streichbare Masse entsteht. Diese Masse gleichmäßig auf dem Gesicht verteilen und 15 Minuten lang einwirken lassen. Danach das Gesicht mithilfe eines in lauwarmes Wasser getränkten Handtuchs reinigen.

Erfrischende Gesichtsmaske mit Kamillenblüten

Diese Gesichtsmaske eignet sich vor allem zur Entspannung und Belebung von ermüdeter Haut z. B. nach einem stressigen Tag.

Für 1 Anwendung benötigen Sie:
1 gehäuften EL Kamillenblüten
1 gehäuften EL Hafermehl
etwas flüssigen Bienenhonig

Die Blüten mit dem Hafermehl mischen und unter ständigem Rühren so lange Honig dazugeben, bis eine cremige Masse entsteht. Die Maske auf das Gesicht auftragen und etwa 20 Minuten einwirken lassen. Anschließend mit lauwarmem Wasser abwaschen.

Kamillenblüten-Gesichtsdampfbad

Mit diesem Dampfbad lässt sich eine sehr gute Wirkung gegen Mitesser und Pickel erzielen.

Für 1 Anwendung benötigen Sie:
3 EL frische oder getrocknete Kamillenblüten
1 l Wasser

Die Kamillenblüten in eine Schüssel geben und mit 1 Liter kochendem Wasser übergießen. Das Gesicht über die Schüssel beugen und dabei ein Handtuch so über den Kopf legen, dass möglichst wenig Dampf entweichen kann. Das Dampfbad 5–10 Minuten auf das Gesicht einwirken lassen.
Die reinigenden Kamillendämpfe dringen bei dieser Behandlung tief in die Poren ein, und dadurch bekommt die Haut ein frisches Aussehen. Häufiger angewendet, verschwinden im Laufe der Zeit zumeist auch sehr hartnäckige Mitesser. Nach dem Dampfbad lassen sich außerdem die Pickel aus den weit geöffneten Poren besonders gut ausdrücken. Damit sich nach derartigen Reinigungen die Poren schnell wieder schließen, die Haut mit kaltem Wasser abwaschen.

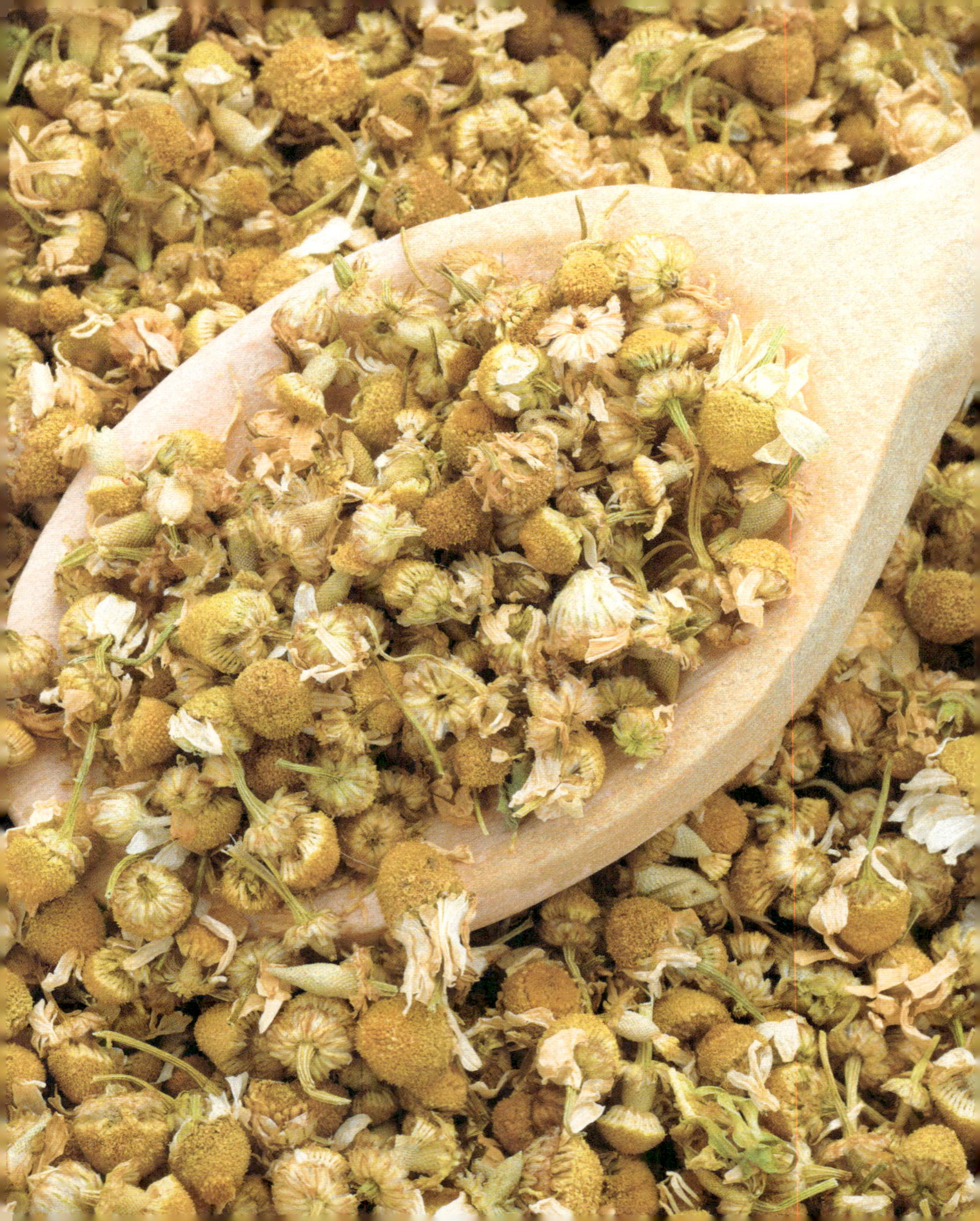

Kräuter-Essig-Spülung gegen fettiges Haar

Gegen fettiges Haar hilft eine Kräuterspülung, die sich leicht selbst herstellen lässt.

Für 1 Anwendung benötigen Sie:
1 gehäuften TL Kamillenblüten
1 gehäuften TL Brennnesselblätter
1 gehäuften TL Rosmarin
100 ml kochendes Wasser
1 TL Obstessig

Die Kräuter in eine Schüssel geben und das kochende Wasser darüberschütten. Nachdem sich dieser Aufguss auf etwa 30 °C abgekühlt hat, durch eine Kaffeefiltertüte abgießen. Anschließend den Obstessig in die aufgefangene Flüssigkeit rühren und die entstandene Kräuter-Essig-Spülung auf den Haaren verteilen. Die Wirksamkeit dieser Spülung lässt sich durch leichtes Einmassieren noch weiter erhöhen. Nach 15–20 Minuten Einwirkzeit die Spülung wieder auswaschen.

Kamillenseife auf Laugenbasis

Die Herstellung dieser Kamillenseife gleicht weitgehend der von Ringelblumen-Zitrus-Seife (s. S. 145). Es werden lediglich statt der Ringelblumenblüten Kamillenblüten verwendet und außerdem auf das ätherische Zitrusöl verzichtet.

21 Mit Kamillenanwendungen lassen sich Haut und Haar auf sanfte Weise reinigen und pflegen.

Kamillenseife auf Kernseifenbasis

Wer keine Seife unter der Verwendung von Natronlauge herstellen möchte, dem bietet sich Kernseife als alternativer Basisstoff an. Dafür benötigen Sie Folgendes:

300 g Kernseife
10 g Bienenwachs
150 ml Kamillentee
100 ml Kamillenölauszug

Die Kernseife z. B. mithilfe einer Küchenreibe zu kleinen Spänen verarbeiten (je kleiner und feiner diese sind, umso besser für die weitere Seifenherstellung). Parallel dazu das Bienenwachs mit dem Kamillentee in einem Topf erhitzen. Dabei löst sich das Wachs auf.

Anschließend den Topf vom Herd nehmen und die Seifenspäne dazugeben. Danach den Inhalt des Topfes so lange rühren, bis eine homogene Masse entsteht. Diese erneut erhitzen und dabei den Kamillenölauszug unterrühren.

Die Seifenmasse in ein Keramikgefäß gießen und 24 Stunden ruhen lassen. Nach dieser Zeit hat die Seife eine Konsistenz erreicht, die ein Zerschneiden in handliche Stücke ermöglicht.

Melisse

Kosmetische Rezepturen mit Melisse

Melissen-Tagescreme

20 ml Melissenölauszug
6 g Tegomuls (erhältlich in der Apotheke, Drogerie oder im Internet)
4 g Cetylalkohol (aus der Apotheke oder dem Versandhandel)
100 ml Wasser
20 ml Melissengeist
15 Tropfen Teebaumöl

Den Melissenölauszug zusammen mit dem Tegomuls und dem Cetylalkohol in ein Gefäß geben. Dieses in einem Wasserbad so lange erhitzen, bis sich die Substanzen verflüssigen. Gleichzeitig in einem zweiten Wasserbad einen Topf mit dem Wasser und dem Melissengeist bis auf ca. 60 °C erwärmen. Anschließend das Wasser-Melissengeist-Gemisch vorsichtig in das Gefäß mit der Mischung aus Melissenölauszug, Cetylalkohol und Tegomuls einrühren. In der Folgezeit das Ganze immer wieder kräftig umrühren, bis es eine breiig-puddingähnliche Konsistenz annimmt. Nun unter ebenfalls kräftigem Rühren das Teebaumöl hinzugeben, das als Konservierungsmittel fungiert, danach die entstandene Creme in verschließbare Plastikdosen oder Keramikgefäße füllen. Bei kühler Lagerung hält sie sich etwa 3 Monate.
In ihrer Konsistenz erinnert diese Creme fast an ein Gel. Aufgrund des Cetylalkohols fettet sie nicht und wirkt auf der Haut erfrischend und belebend. Deshalb wird sie besonders gern im Sommerhalbjahr verwendet. Falls Sie

sich daran stören, dass diese Creme eine bräunliche Farbe hat, können Sie bei der Herstellung auf den Melissengeist verzichten und ihn mit der gleichen Menge Wasser ersetzen. Die Creme erhält dann eine weißliche Farbe.

Melissen-Nachtcreme

25 ml Melissenölauszug
8 g Tegomuls (erhältlich in der Apotheke, Drogerie oder im Internet)
4 g wasserfreies Wollwachs
4 g Sheabutter
90 ml Wasser
10 g Harnstoff (aus der Apotheke oder dem Versandhandel)
15 Tropfen Teebaumöl

Den Melissenölauszug zusammen mit dem Tegomuls, dem Wollwachs und der Sheabutter in ein Gefäß geben und dieses in einem Wasserbad so lange erhitzen, bis sich die Substanzen verflüssigen. Gleichzeitig in einem zweiten Wasserbad in einem Topf das Wasser mit dem Harnstoff auf 30 °C erwärmen. Anschließend rührt man dieses Gemisch vorsichtig in das Gefäß ein, welches die Flüssigphase aus Melissenölauszug, Tegomuls und Wollwachs enthält.
Die weitere Herstellung entspricht der der Melissen-Tagescreme.
Die Nachtcreme ist besonders bei trockener, strapazierter Haut zu empfehlen. Während die Melissenbestandteile beruhigend auf die Haut wirken, erweisen sich das Wollwachs und die Sheabutter als sehr pflegende Bestandteile. Der Harnstoff trägt dazu bei, dass die Haut ihre Feuchtigkeit behält. Er wirkt also als eine Art Feuchtigkeitsstabilisator.

Melissen-Gesichtsmaske

Eine Gesichtsmaske mit frischer Melisse macht die Haut nicht nur zarter, sondern beseitigt auch zahlreiche Hautunreinheiten. Außerdem wirkt sie angenehm vitalisierend.

1 Handvoll frische Melissenblätter, sehr fein zerhackt
150 g Joghurt
30 ml Bienenhonig

Alle Zutaten in eine Schüssel geben und zu einem geschmeidigen Brei verrühren.
Diesen Brei gleichmäßig auf das Gesicht auftragen, dabei den Mund und die Augenpartie aussparen. 15–20 Minuten einwirken lassen, danach mit lauwarmem Wasser abspülen.

Alternativ können Sie auch nur ein Viertel der Melissenblätter verwenden und die restlichen drei Viertel durch Lavendel, Myrte und Pelargonien (im Volksmund oft als Geranien bezeichnet) ersetzen. Die Bestandteile in den Pelargonienblättern wirken entfettend auf die Haut, Lavendel macht sie zart, und Myrte stimuliert die Durchblutung sowie den Hautstoffwechsel.

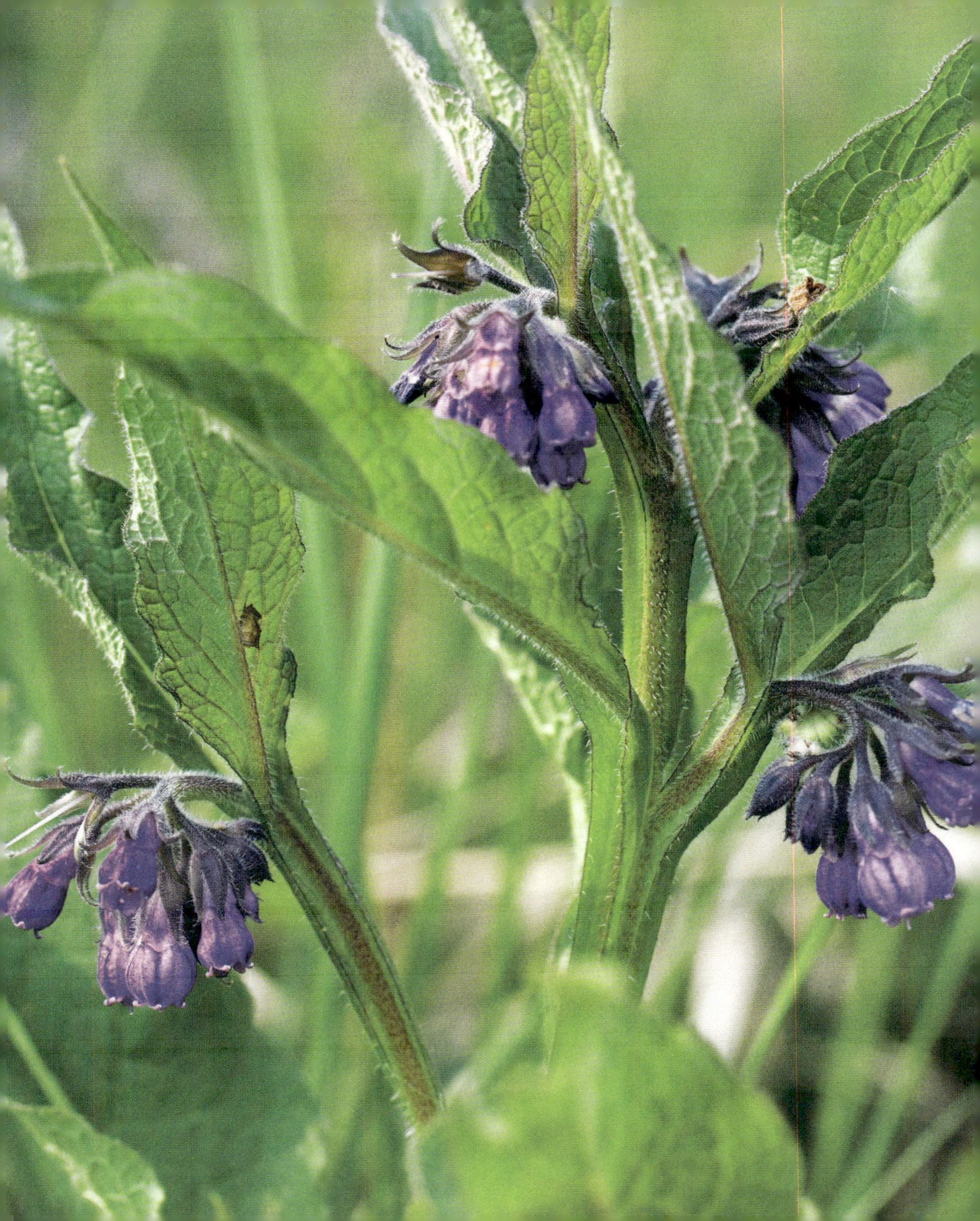

Beinwell

Ähnlich wie die Ringelblume wird auch der Beinwell gelegentlich als Ausgangsstoff in der Naturkosmetik verwendet, beispielsweise zur Herstellung von Gesichtspflegecreme und Gesichtswasser.

Kosmetische Rezepturen mit Beinwell

Beinwell-Gesichtswasser

30 ml Beinwelltinktur (s. S. 112)
70 ml Rosenwasser
2–3 Tropfen Rosenöl

Die drei Zutaten in eine dunkle, verschließbare Flasche füllen und kräftig durchschütteln.
Das dabei entstandene Gesichtswasser eignet sich vor allem sehr gut zur Pflege trockener Haut, die bei regelmäßiger Anwendung an Geschmeidigkeit und Spannkraft gewinnt. Kühl gelagert, hält es sich 3 Monate.

Beinwell-Gesichtspflegecreme

5 g Bienenwachs
20 g Lanolin
50 ml Maiskeimöl
30 ml Wasser
½ TL Bienenhonig
10 g Beinwelltinktur (s. S. 112)

22 Trockener Haut und sprödem Haar verhilft der Beinwell zu neuer Spannkraft.

5 Tropfen Latschenkieferöl (alternativ können Sie auch andere Duftöle, z.B. Eukalyptus- oder Pfefferminzöl, verwenden; diesbezüglich sind den individuellen Geruchsvorstellungen keine Grenzen gesetzt)

Zuerst das Bienenwachs zusammen mit dem Lanolin in einem Tiegel schmelzen. Anschließend das Maiskeimöl hinzufügen und das Ganze auf 60 °C erwärmen.
Parallel dazu das Wasser zusammen mit dem Honig in einen kleinen Topf geben und so lange erwärmen, bis sich der Honig komplett aufgelöst hat. Unter leichtem Rühren mit einem Teelöffel die Beinwelltinktur zu diesem Ansatz hinzufügen.
Anschließend beide Gefäße vom Herd nehmen und deren Inhalte unter ständigem, kräftigem Rühren miteinander vermischen. Nachdem sich diese Mischung auf etwa 40 °C abgekühlt hat, das Duftöl hinzugeben und die Masse noch 1–2 Minuten lang kräftig durchrühren. Zur Aufbewahrung dieser Creme eignet sich ein verschließbares Glas- oder Keramikgefäß, das Sie in der Folgezeit möglichst kühl lagern sollten. Verbrauchen Sie die Creme innerhalb von 3 Monaten.

Haarkuren mit Beinwell
Um die Erwartung an dieser Stelle nicht zu hoch zu schrauben, sollte man sich darüber im Klaren sein, dass Beinwell kein Wundermittel ist. So sind die Extrakte dieser Pflanze nicht in der Lage, auf einem kahlen Kopf wieder Haare sprießen zu lassen. Allerdings werden strapazierte Haare, sofern deren Wurzeln noch intakt sind, durch Beinwell gekräftigt und zu verstärktem Wachstum angeregt. Beinwell vermindert dabei die Sprödigkeit der Haare,

verleiht diesen mehr Glanz, Volumen und Spannkraft. Gleichzeitig verstärkt der Beinwell die Durchblutung der Kopfhaut, wodurch das Haarwachstum sekundär gefördert wird.
Eine Haarkur lässt sich in der Weise durchführen, dass man täglich ein paar Milliliter *Beinwelltinktur* *(s. S. 112)* in die Kopfhaut einmassiert. Außerdem besteht die Möglichkeit, eine *Haarspülung aus Beinwellwurzeln* herzustellen:

Für 1 Anwendung benötigen Sie:
100 g Beinwellwurzeln
250 ml Wasser

Die Beinwellwurzeln in hauchdünne Scheiben schneiden und 10 Minuten lang in 250 ml Wasser köcheln. Anschließend die Flüssigkeit durch ein feines Sieb filtern und erkalten lassen.
Vor der Anwendung dieser Spülung die Haare mit einem milden (Natur-) Shampoo waschen. Anschließend die Spülung in kleinen Portionen auf dem Haar verteilen und jeweils ein wenig einmassieren. Die Spülung 15–20 Minuten einwirken lassen, dabei den Kopf möglichst mit einem Handtuch bedecken, um die Wirkung der Haarkur zu erhöhen.

Verzeichnis der Klosterkräuter-Rezepturen

23 Nur wenige Heilpflanzen sind so vielseitig anwendbar wie die Ringelblume.

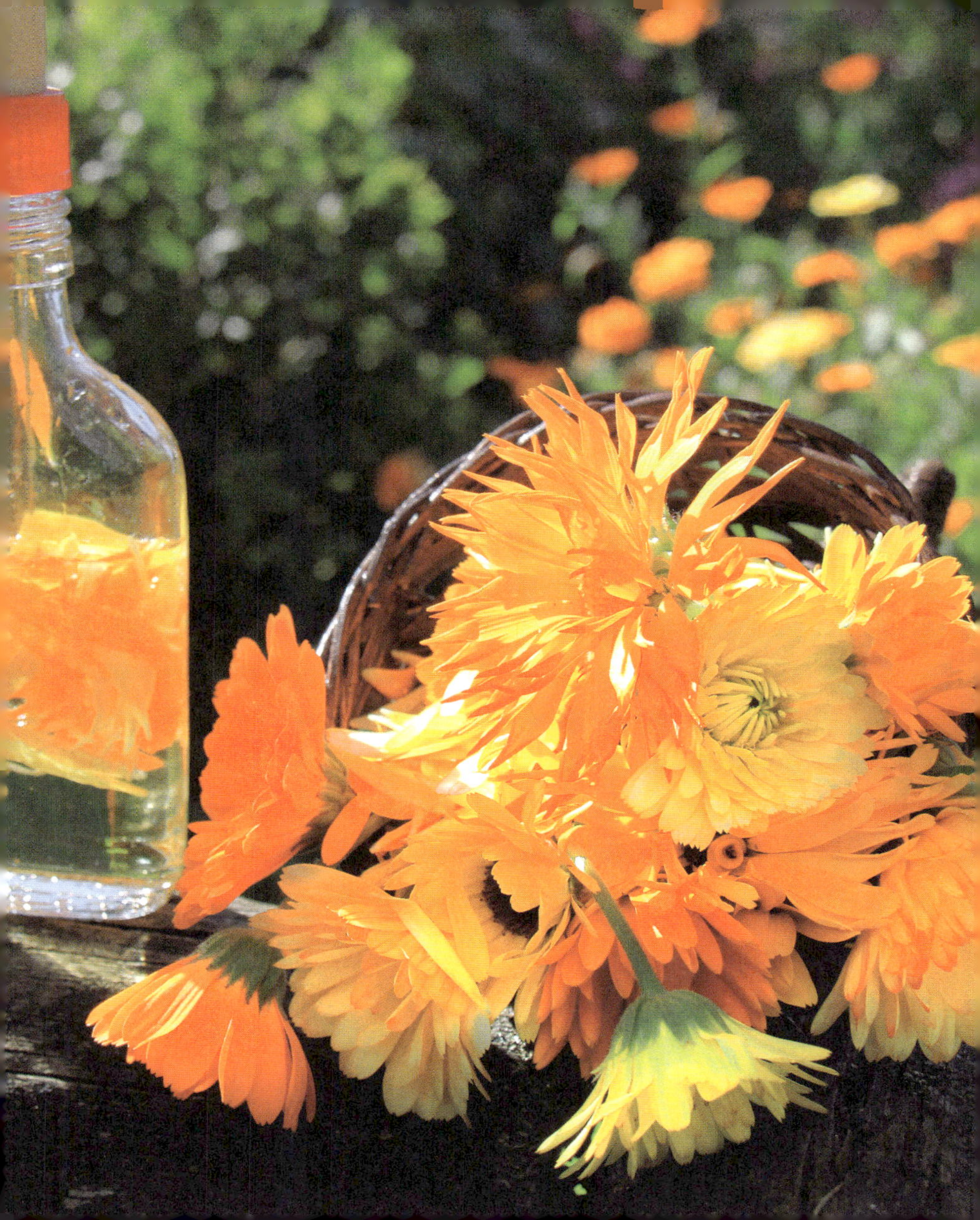

Verzeichnis der Klosterkräuter-Anwendungsbereiche

Der Autor

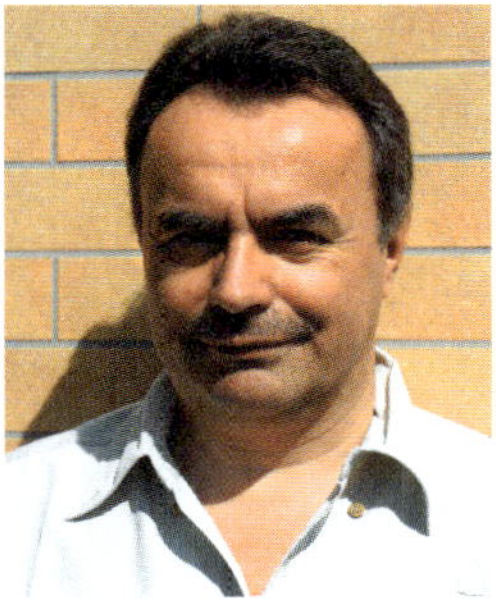

Foto: © Axel Gutjahr

Axel Gutjahr, Jahrgang 1959, lebt im ostthüringischen Stadtroda und begeistert sich schon seit frühester Kindheit für Pflanzen und Tiere. Sein bereits in der Schulzeit angeeignetes umfangreiches biologisches Fachwissen konnte er sowohl während seiner zwei Studien (Tierzucht und Agrarökonomie) als auch bei seiner beruflichen Tätigkeit als Fachschullehrer für Tierzucht und Assistent an der Universität Jena, wo er sich mit Verhaltensforschung, Fischzucht und landwirtschaftlicher Wildtierhaltung beschäftigte, noch vertiefen.

Seit 20 Jahren arbeitet er im Thüringer Landesverwaltungsamt Weimar, davon 10 Jahre im Referat Naturschutz und weitere 10 Jahre im Referat Landwirtschaft.

Axel Gutjahr hat bisher 33 Sachbücher mit gärtnerischen, botanischen, aquaristischen, zoologischen und landwirtschaftlichen Inhalten verfasst. Außerdem stammen aus seiner Feder über 1100 Beiträge, welche er in den unterschiedlichsten Fachzeitschriften publiziert hat.

Bildquellen

Bild 1 © Chamille White/Shutterstock.com, Bild 2 © Vishnevskiy Vasily/ Shutterstock.com, Bild 3 © Peter Radacsi/Shutterstock.com, Bild 4 © Paul Orr/Shutterstock.com, Bild 5 © lupen/Shutterstock.com, Bild 6 © Richard Sheppard/Shutterstock.com, Bild 7 © Yuri Arcurs/Shutterstock.com, Bild 8 © LianeM/Shutterstock.com, Bild 9 © Bochkarev Photography/Shutterstock. com, Bild 10 © Elena Elisseeva/Shutterstock.com, Bild 11 © Africa Studio/ Shutterstock.com, Bild 12 © Juice Team/Shutterstock.com, Bild 13 © Lana K/ Shutterstock.com, Bild 14 © Heike Rau/Shutterstock.com, Bild 15 © Yuri Arcurs/Shutterstock.com, Bild 16 © Martina Osmy/Shutterstock.com, Bild 17 © Michal Kowalski/Shutterstock.com, Bild 18 © Gayvoronskaya-Yana/Shutterstock.com, Bild 19 © Artefficient/Shutterstock.com, Bild 20 © Poznyakov/ Shutterstock.com, Bild 21 © Picsfive/Shutterstock.com, Bild 22 © dabjole/ Shutterstock.com, Bild 23 © TwilightArtPictures/Shutterstock.com

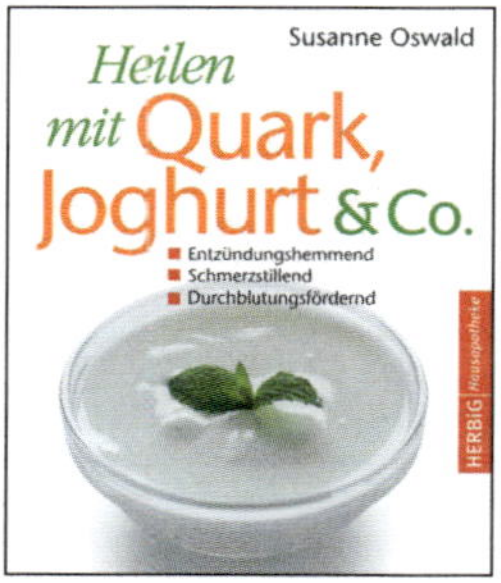

176 S., ISBN 978-3-7766-2689-6

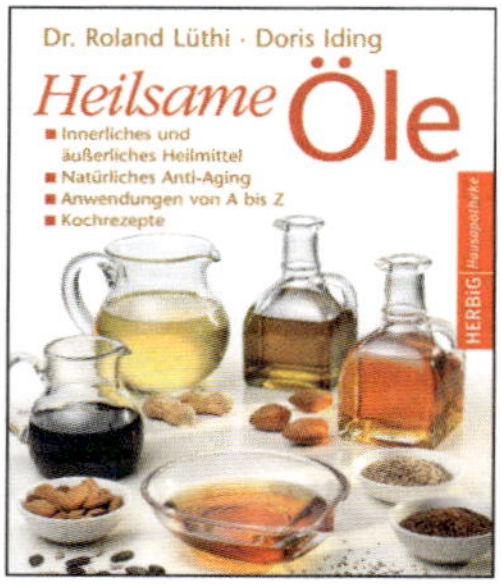

176 S., ISBN 978-3-7766-2585-1

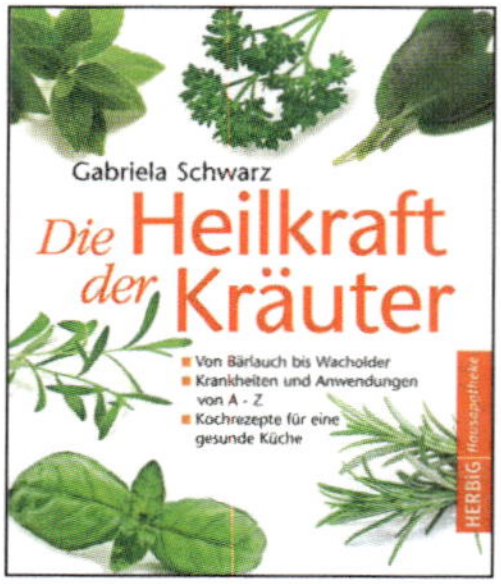

176 S., ISBN 978-3-7766-2637-7

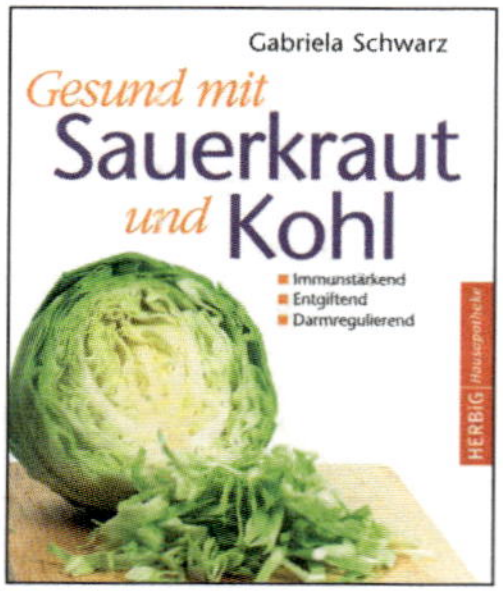

176 S., ISBN 978-3-7766-2676-6

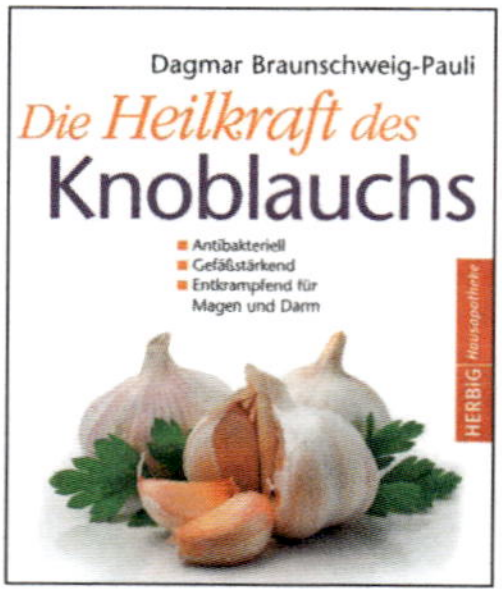

176 S., ISBN 978-3-7766-2642-1

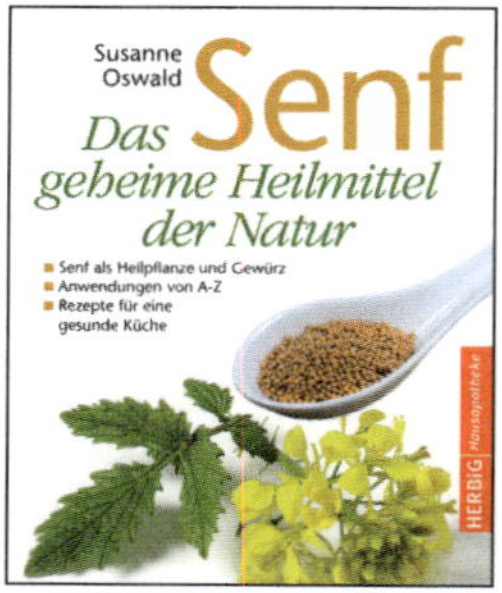

176 S., ISBN 978-3-7766-2623-0

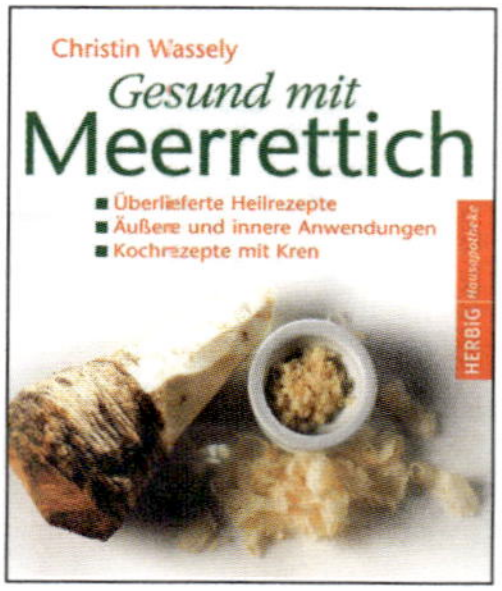

176 S., ISBN 978-3-7766-2547-9

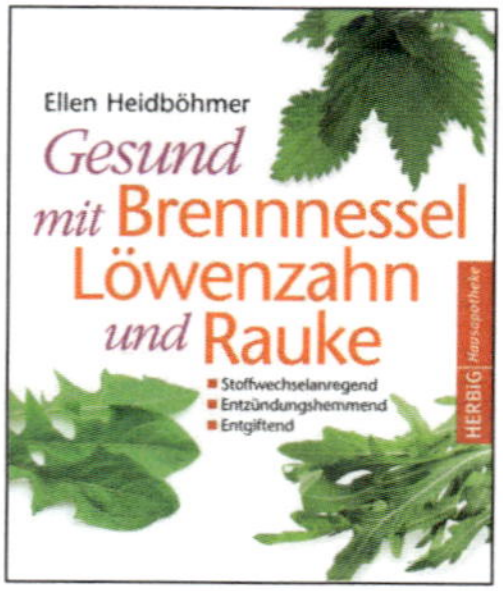

176 S., ISBN 978-3-7766-2664-3

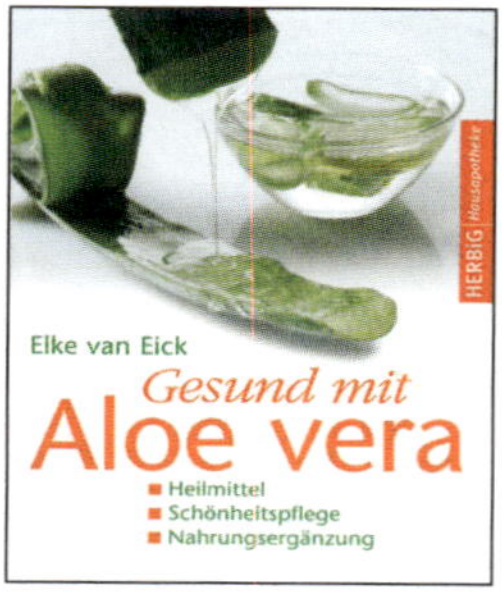

176 S., ISBN 978-3-7766-2541-7

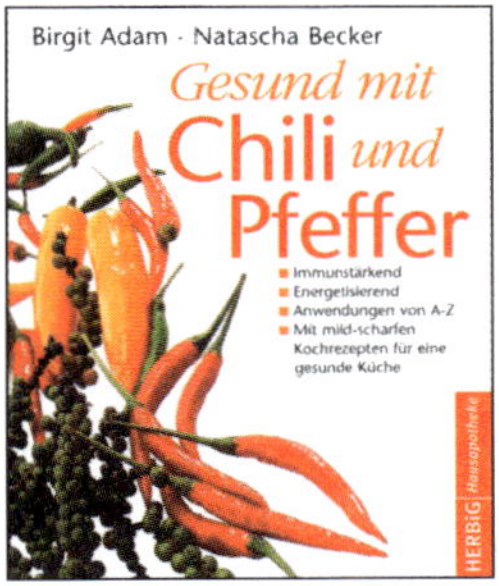

176 S., ISBN 978-3-7766-2622-3

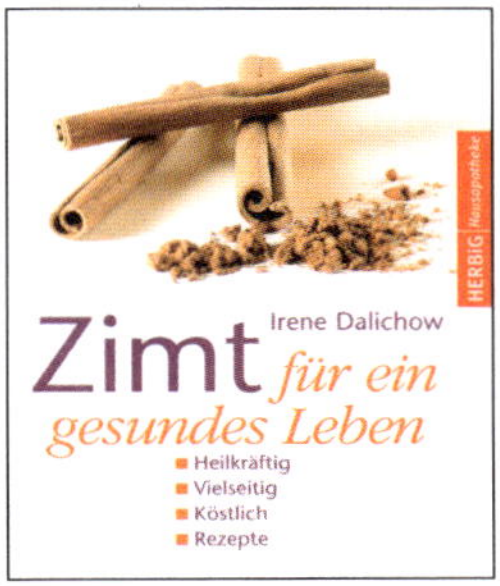

192 S., ISBN 978-3-7766-2499-1

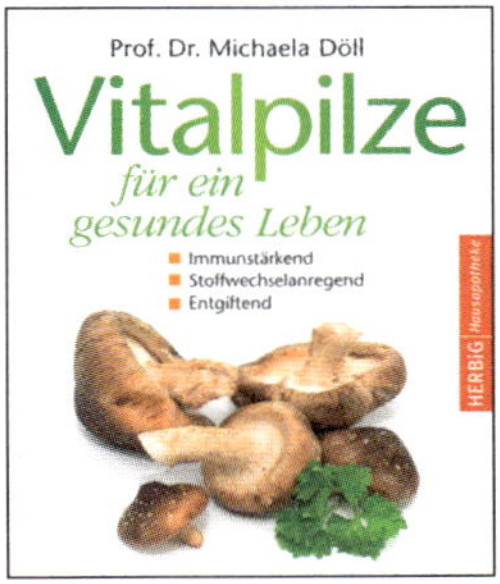

176 S., ISBN 978-3-7766-2690-2

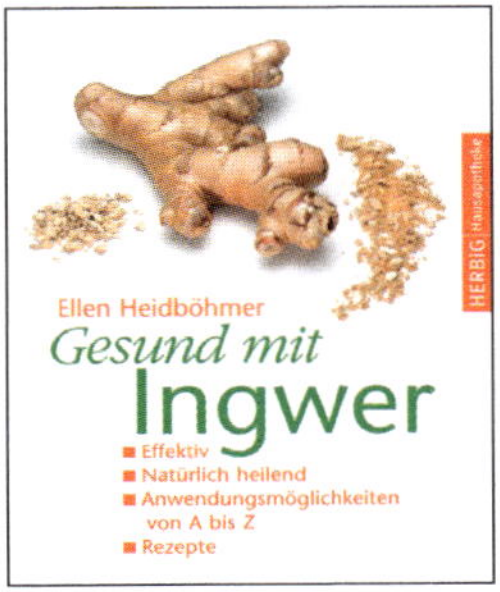

208 S., ISBN 978-3-7766-2467-0

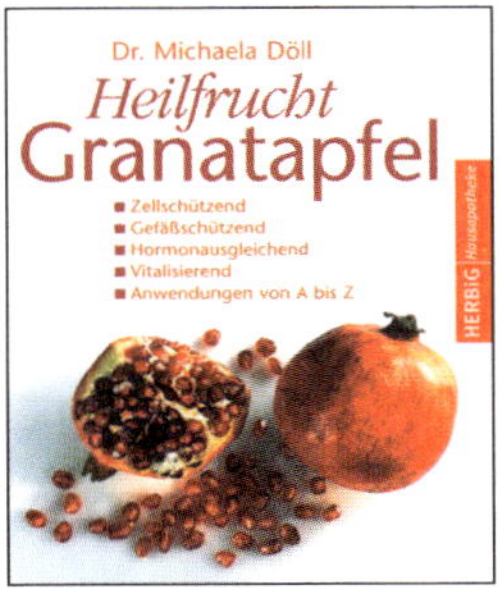

176 S., ISBN 978-3-7766-2548-6

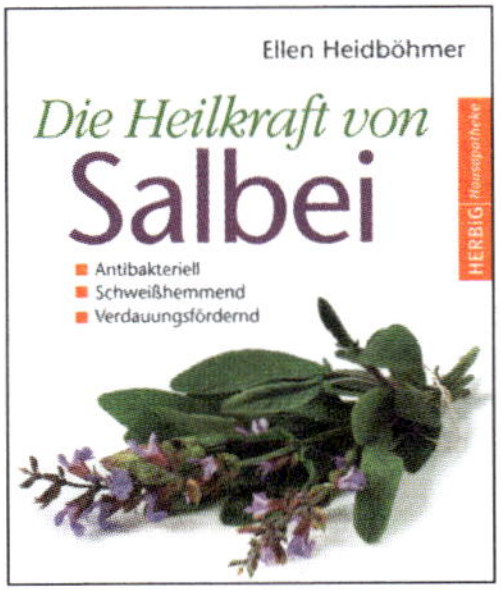

176 S., ISBN 978-3-7766-2696-4

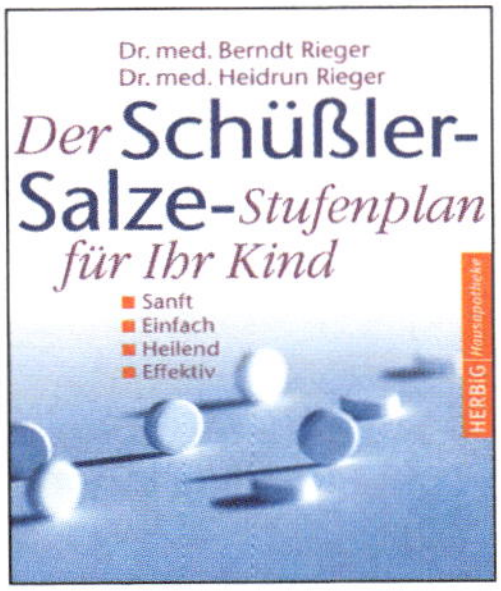

192 S., ISBN 978-3-7766-2449-6

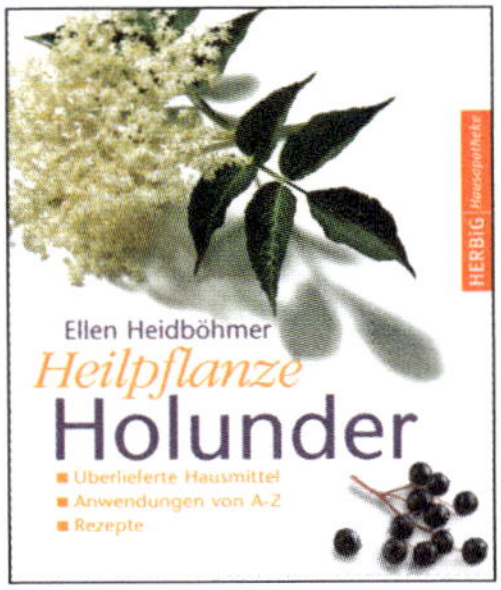

192 S., ISBN 978-3-7766-2518-9

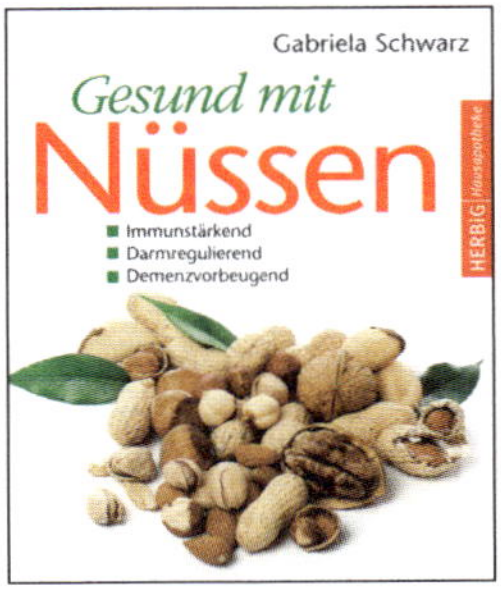

192 S., ISBN 978-3-7766-2701-5

HERBiG | Hausapotheke